职业院校一体化创新教材

中药饮片调剂技术

主编◎费　娜

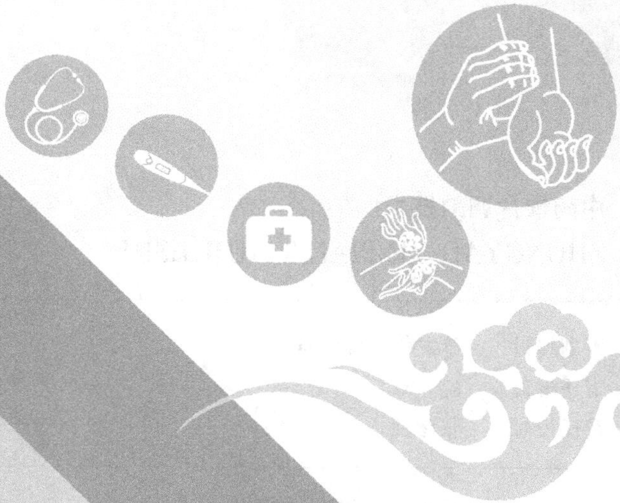

郑州大学出版社
·郑州·

图书在版编目(CIP)数据

中药饮片调剂技术 / 费娜主编. — 郑州 : 郑州大学出版社, 2020. 11
职业院校一体化创新教材
ISBN 978-7-5645-7187-0

Ⅰ. ①中… Ⅱ. ①费… Ⅲ. ①饮片 - 中药炮制学 - 职业教育 - 教材
Ⅳ. ①R283.64

中国版本图书馆 CIP 数据核字(2020)第 152441 号

中药饮片调剂技术
ZHONGYAO YINPIAN TIAOJI JISHU

策划编辑	李龙传 薛 晗	封面设计	曾耀东
责任编辑	薛 晗	版式设计	曾耀东
责任校对	张彦勤	责任监制	凌 青 李瑞卿

出版发行	郑州大学出版社有限公司	地 址	郑州市大学路 40 号(450052)
出 版 人	孙保营	网 址	http://www.zzup.cn
经 销	全国新华书店	发行电话	0371-66966070
印 刷	郑州宁昌印务有限公司		
开 本	787 mm×1 092 mm 1 / 16		
印 张	14.25	字 数	218 千字
版 次	2020 年 11 月第 1 版	印 次	2020 年 11 月第 1 次印刷

书 号	ISBN 978-7-5645-7187-0	定 价	33.00 元

一体化创新教材建设指导委员会

作者名单

主　编　费　娜
副主编　张　敏　焦文静
编　者　费　娜　张　敏
　　　　刘　颖　焦文静
　　　　刘子越

序

推进职业教育的改革与发展是实施科教兴国战略、促进经济和社会可持续发展、提高国际竞争力的重要途径，是调整经济结构、提高劳动者素质、加快人力资源开发的重要举措。加快发展现代职业教育，是党中央、国务院做出的重大战略部署，对于深入实施创新驱动发展战略，加快转方式、调结构、促升级具有十分重要的意义。

近年来，随着我国经济社会的发展和老龄化进程的加快，人们对医药健康产品的需求越来越大。医药生产经营技术的进步，对相关从业人员的要求越来越高，也对医药健康类职业院校的快速发展、深化教育改革、提高教育质量提出了新的要求。河南医药技师学院根据这一要求积极改革教育教学模式、教学方法，在课程体系、课程建设、教材建设等方面进行了积极探索和实践，取得了显著成效。

本套一体化教学工作页围绕学生职业能力和职业素质培养主线，依照“工学结合、校企合作”要求，将医药生产经营中的新技术、新进展纳入工作页，具有先进性、实用性和创新性，更加贴近专业发展和实际需要。按照“岗位导向，任务驱动”的职业教育特色，根据学生的知识层次、教育形式的人才培养定位，编写适合职业院校特色发展的教材，创建以能力为中心、以解决实际问题为目标的特色教材模式，努力探索建设创新特色教材的新途径。

教育教学改革是一个不断深化的过程，教材建设也是一个不断推陈出新、反复锤炼的过程。希望本系列工作页的出版对医药职业教育教学改革和提高教育教学质量起到更大的推动作用，也希望使用工作页的师生多提宝贵意见和建议，以便及时修订、不断完善。

前　言

本教材根据中药调剂员国家职业标准和中药调剂技术教学大纲的要求编写而成，供中药（营销方向）等专业教学使用，也可作为中药零售企业和医院中药房相关岗位的岗前培训教材或自学参考书。

在教材编写中，我们以医药行业职业岗位（群）所需求的各种具体的业务能力为基础，有针对性地传授和培训该岗位所需要的知识和技能；以中药调剂的操作与实践为主线，依据工作任务划分实践教学模块，对每个模块所要求的技能又分为若干个项目。通过本教材学习，学生可以熟悉处方审核、处方调配、计价与收费、中药饮片包装与捆扎、代客煎药等领域所涉及的中药调剂常规要求。

本教材课程内容与职业岗位工作任务密切相关，学生在学习和实践工作过程中，通过案例分析、工作项目实践、自觉养成良好的职业习惯、吃苦耐劳的工作态度、严格的药品法规意识和职业素养，为其实现职业岗位的变换和全面发展奠定基础。

本教材的编写分工如下：费娜编写任务二、任务三；张敏编写任务六、任务八；焦文静编写任务一、任务四、任务五；刘子越编写任务七；刘颖编写任务九。

由于编者理论水平有限和实践经验不足，纰漏之处在所难免，恳请广大读者批评指正。

编者

2020 年 5 月

前言

编者

2020年9月

目　录

任务一 中药饮片调剂技术认知

学习目标

1. 认识职场环境及职业形象准备。
2. 认识中药调剂员的岗位职责，认识工作流程及学习流程的方法。
3. 能使用工具查阅资料，形成主动解决问题的习惯。
4. 能正确认识中药调剂员工作，初步形成爱岗敬业的工作态度。

建议课时

6 课时。

工作流程与活动

活动名称及课时分配见表 1–1。

表 1–1 活动名称及课时分配

活动序号	活动名称	课时安排	备注
1	岗位认知	2	
2	中药饮片调剂背景	2	
3	中药饮片调剂工作依据	2	

活动一 岗位认知

学习目标

1. 能描述中药调剂员职场环境及职业形象。
2. 能叙述中药调剂员岗位职责。
3. 能叙述中药调剂员工作流程及一体化课程学习流程。
4. 能明确一体化学习形式及学习方法。

学习过程

一、职场环境及职业形象准备

(一)职场环境

零售连锁药店、医院中药房职场环境要求:

1. 应有与调剂工作量相适应的调剂室。
2. 药斗为调剂中药饮片的容器,药斗布局应合理,符合斗谱规律排列;药斗上的药名为正名正字。
3. 调剂台为木质结构应宽大坚固。
4. 供调剂的戥秤、天平必须经质量技术监督部门检定合格才能使用。
5. 调剂室内所用各种用具,要有固定存放位置,专人管理。

(二)职业形象准备

药店标准职业形象:

1. 仪容:清洁卫生,发型要求,化妆要求。
2. 仪表:着装,禁忌。
3. 仪态:站姿,走姿,禁忌,其他举止。

二、岗位职责

(一)职业名称

中药调剂员。

(二)职业定义

从事中药饮片调配、中成药调配、汤剂煎煮、临方制剂配制的人员。

(三)素质要求

1. 职业素质
(1)高度责任心、足够的耐心与体力、细心与奉献精神。
(2)较强的综合分析能力、敏锐的洞察力。
(3)良好的沟通技巧和团队精神。
2. 专业素质。
3. 能力素质。

三、工作流程及学习流程

(一)工作流程

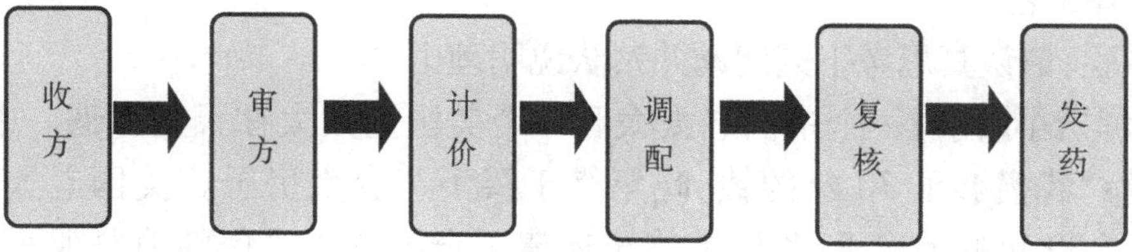

(二)学习流程

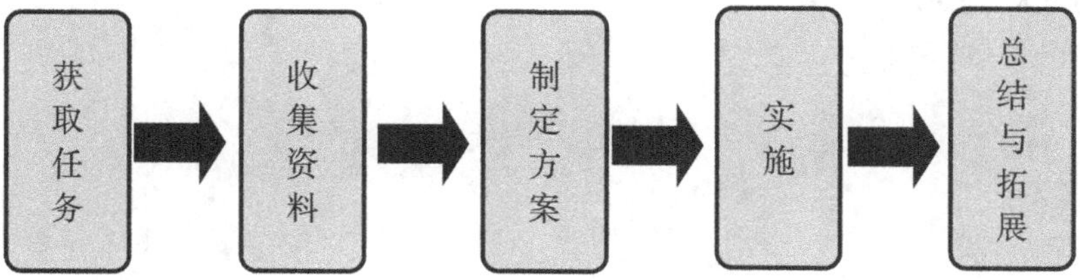

四、学习形式及学习方法

(一)学习形式

全新的一体化教学模式:

1. 以学生为主导,教师辅助。
2. 团队合作,提升学生解决问题的能力。

(二)学习方法

1. 使用工具自主查询资料

体验:请以小组为单位查找中药调剂工作人员职场环境,并绘制成图。

要求:查找资料快、职场环境描述准确、图画绘制好;5 ~6 人一组,展示结果并互评(将自己手中的选票评给其他最好的一组),得票数最高者为优秀小组。

2. 头脑风暴法

体验:“晚上不睡,白天不起”已经成为现在很多年轻人的生活方式,这些夜猫子们的夜晚生活多姿多彩,比如用手机看电视,请尽可能多地列举出“夜猫子们晚上干什么”的例子。

要求:5 ~6 人为一小组,每组选代表上台阐述本组观点并互评。

3. 角色扮演法。

4. 站队法

体验:请认真思考下列问题并站队说明理由。

【背景小故事】一个中国老太太和一个美国老太太在天堂相遇。中国老太太说:“我攒够了 30 年的钱,晚年终于买了一套大房子。”美国老太太说:“我住了 30 年的大房子,临终前终于还清了全部贷款。”您的消费观属于(　)

A. 中国老太太　　B. 美国老太太　　C. 都不是

5. 寻找关键词。

活动二　中药饮片调剂背景

学习目标

1. 能讲述中药调剂的历史沿革。
2. 能叙述中药调剂的现代进展。
3. 能使用工具查阅资料，完成相关知识储备。

学习过程

一、中药饮片调剂的历史沿革

中药饮片调剂的起源与发展，经历了长期的实践过程。据《战国策》记载，远在夏禹时代，我们的祖先已能人工酿酒。甲骨文中有“鬯其酒”的记载。汉代班固《白虎通义·考黜》曾释“鬯者，以百草之香，郁金合而酿之成为鬯”，而郁金是一种药用植物，可见“鬯其酒”就是一种经过调剂配制而成的色美味香的药酒，这是较早的中药调剂实践。此后经历史沿革，中药饮片调剂成为一项系统而全面的专业技术。

以小组为单位，使用工具书，完成以下古代中医药经典著作知识储备（表1–2）。

表1–2　古代中医药经典著作

序号	著作	作者	载药	历史意义
1	《黄帝内经》			
2	《神农本草经》			
3	《伤寒杂病论》			
4	《新修本草》			
5	《本草纲目》			
6	《本草经集注》			

二、中药饮片调剂的现代进展

现代的中药饮片调剂是指中药房或中药店的调剂人员，根据执业医师或执业助理医师的处方要求，按照配方程序和原则，及时、准确地将中药饮片调配和发售成供患者使用的药剂的一项操作技术。

以小组为单位，使用工具书，完成以下中药饮片调剂现代进展的知识储备（表1–3）。

表1–3　中药饮片调剂现代进展

序号	现代进展项目	举例
1	现代中药饮片调剂设备	
2	现代中药饮片调剂科技	
3	现代中药饮片调剂相关法律法规	

活动三 中药饮片调剂工作依据

学习目标

1. 能明确中药饮片调剂工作的法律法规。
2. 能具备中药饮片调剂工作相关的道德规范。
3. 能使用工具查阅资料，完成相关知识储备。

学习过程

一、中药饮片调剂工作的法律法规

使用工具书，完成以下中药饮片调剂工作的相关法律法规知识储备（表1-4）。

表1-4 中药饮片调剂工作的相关法律法规

序号	相关法律法规	简介
1	《中华人民共和国药品管理法》	
2	《中华人民共和国药典》	
3	《医院中药饮片管理规范》	
4	《中药材炮制规范》	

二、中药饮片调剂工作相关的道德规范

以小组为单位，展开“头脑风暴”，比赛哪组说出的中药饮片调剂工作相关的道德规范既准确、数量又多。

任务二 认识中药调配设施和工具

学习目标

1. 能够描述中药调剂的基本设施设备。
2. 能复述中药调剂常用工具的使用原理。
3. 能够正确选用中药调剂常用工具。
4. 能有效进行团队合作,共同完成工作任务。

建议课时

12 课时。

情景案例

某日,你实习所在的某大型药店,准备对新进员工进行中药调配相关知识培训,公司认为实习即将结束的你已经具备独立完成此项任务的能力,因此决定由你带两位助手负责此项培训工作,但要求你按照培训新人的要求制定中药调配设施和工具识别与使用学习培训内容计划,交实习主管确认后实施。培训结束后进行测试,确认培训效果,最后由公司进行培训验收。

工作流程与活动

活动名称及课时分配见表 2-1。

表 2-1　活动名称及课时分配

活动序号	活动名称	课时安排	备注
1	获取任务	2	
2	资料收集	2	
3	制定方案	2	
4	实施	4	
5	总结与拓展	2	

活动一 获取任务：调配设施和工具的使用

学习目标

1. 能描述任务书要求。
2. 能识别中药调配所使用的设施和工具。
3. 能叙述调配设施和工具的使用方法及使用范围。
4. 能按照要求准备相关培训资料。

学习过程

一、教师下达任务书

任务书见表2-2。

表2-2 任务书

项目	中药调剂知识培训
任务名称	调配设施和工具的使用培训方案制定及实施
任务目标	1. 能说出中药调配设施的作用、组成 2. 能在教师指导下，查阅相关资料，制作相关培训知识素材
小组成员	
具体任务	1. 分析案例情景，联系学习内容进行活动脚本策划 2. 用角色扮演法进行案例展示 3. 小组间自评、互评，选出最优展示小组及最佳表演人员3名
任务实施要求	1. 小组成员讨论、分工协作共同完成任务 2. 完成任务过程中小组成员必须遵守课堂纪律 3. 完成任务后小组需认真总结和归纳

二、小组讨论,情景导入

分角色扮演展示典型案例任务书要求。

三、分析任务书,完成以下问题

1. 你认为作为一名即将从事中药调配工作的人员,需要的基本知识模块和技能模块有哪些(表2-3)?

表2-3 基本知识和技能模块

基本知识模块	技能模块

2. 你认为除具备必备的知识和技能外,中药调剂工作人员还需要什么职业素养(表2-4)?

表2-4 调剂人员职业素养

职业素养	作用及意义
1	
2	
……	

活动二 资料收集:调配设施及工具等材料的准备

学习目标

1. 能够按照任务书要求做好中药调剂设施及工具等材料的准备。
2. 能够简要叙述中药调剂所使用的设施及工具的使用方法及注意事项。
3. 能合理分工安排,小组有效分工合作。

学习过程

一、查阅资料,完成下列问题

1. 中药的调配有粉碎、称取、分量、包装等几个程序。传统的工具主要有切药刀、铁碾船、冲钵、天平、戥秤、包装纸(门票)等,请将以上主要工具按其作用用途归类并完成表2-5。

表2-5 中药调剂工具

序号	作用用途	传统工具	操作方法
1	粉碎		
2	称取		
3	分量		
4	包装		

2. 写出表2-6中中药调剂工具的专业名称及用途。

表2-6　中药调剂工具

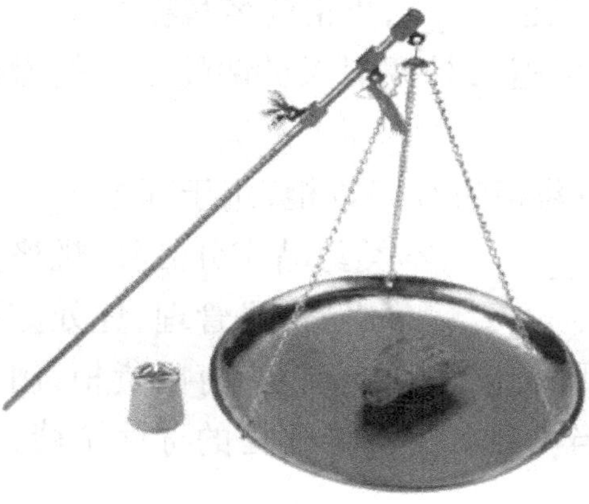 名称及用途：__________	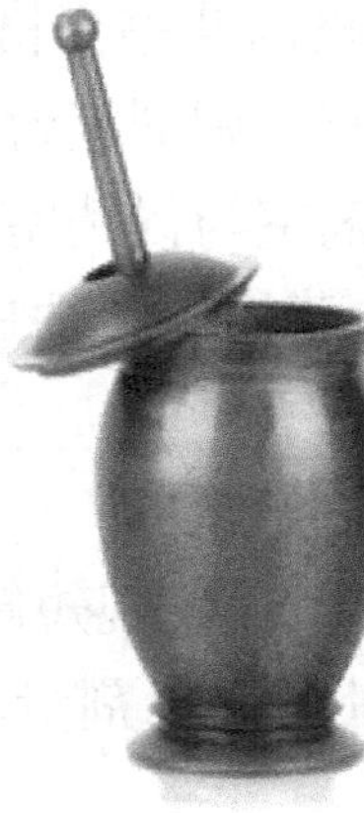 名称及用途：__________
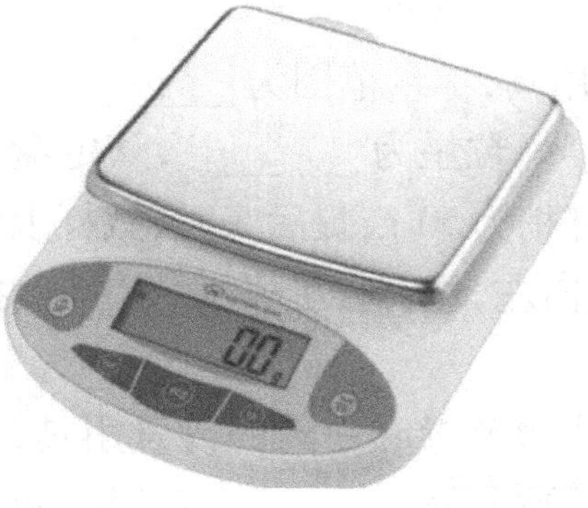 名称及用途：__________	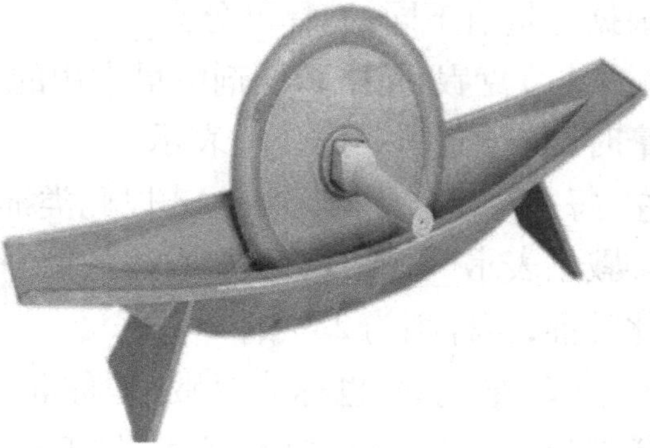 名称及用途：__________

二、查阅资料，补充完成以下内容

1. 斗架：传统的饮片斗架是木制抽斗式的组合柜，俗称“________”“________”“________”“________”；主要用于盛装饮片，供调剂处方使用。

斗架上有许多小抽屉叫________，抽屉外部正中是拉手，周围写着斗内的中药名称。按照有关规定要求，饮片斗柜应写正名正字。

每个药斗中又分为2～4小格，多数药斗内分________格，每格装一味中药饮片，下部大斗分为2格或4格，也有不分格的大斗，用于盛放用量大且质地轻的药物。

斗架药名书写格式：

(1)分3格药斗书写格式:"上______、右______、左______",即最外一格的药名写在________,中间一格的药名写在________,最里一格的药名写在________。

(2)分2格药斗书写格式:外格药名写在______,里格药名写在______。

2. 调剂柜台:调剂柜台又称"柜台""栏柜",是调剂人员调配处方的操作台,多置于调剂室与候药室之间。

3. 贵细中药柜与毒性中药柜:贵细中药柜为有门货柜,用于存放__________的中药,如__________、________、________,本类药品应分品种、规格登记于专用账册,实行________、________、________的"三专"管理,凭处方消耗,定期盘存清点,发现短缺时及时查找原因。毒性中药柜为有门货柜,用于存放治疗剂量与中毒剂量相近,使用不当可致人中毒或死亡的毒性中药,如________、________、________。

4. 戥秤:戥秤的构造主要有________、________、________、________等。根据称量值不同,戥秤可分为________、________两种。

(1)克戥:是中药调剂中最常用的计量用具,称量范围为________。提前毫时,戥杆上的一排戥星表示________g,第一粒星为________,从定盘星向左,每一粒星表示________g,以此类推,到杆梢为50 g;提后毫时,戥杆上的一排戥星表示______g。从最右边的第一粒星向左,每一粒星表示________g,以此类推,至杆梢为250 g。

(2)毫克戥:也称分厘戥,是称取贵重药物及毒麻中药的计量用具,称量范围为________g。提前毫时,戥杆上的一排戥星表示________g,第一粒星为"定盘星",从定盘星向左,每一粒星表示________g,以此类推,到杆梢为________g;提后毫时,戥杆上的一排戥星表示________g。从最右边的第一粒星向左,每一粒星表示________g,以此类推,至杆梢为50 g。

使用戥秤前,要先熟悉戥杆上指示分量的两排戥星。克戥精度通常到克,如称取1 g以下者,就需选用________戥。

5. 冲钵:又称________、________、铜缸子,是中药调剂工作中必备的破碎药物的工具。处方中的某些矿物类、贝壳类、果实种子类和根及根茎类中药,由于不便于切片或特殊用药要求,整个应用不利于煎出有效成分,调剂时需要用冲筒临时捣碎,入煎剂或另包,如赤石脂、砂仁、川贝母等。

冲筒主要由________、________、________构成,多为铜制或铁制。其中铜制者质佳,铁制者质次。缸体内部要求光滑无毛刺,下面中央微凹,周围坡度不可太陡,否则不好使用。

三、根据材料准备，小组为单位制定培训内容清单

1. 各小组以思维导图形式梳理培训知识清单，海报展示。

2. 完成活动评价表，自评、互评。

活动三 制定方案：调配设施和工具的使用方案

学习目标

1. 能根据任务目标制订实施计划。
2. 能合理分工安排，小组内人员有效分工合作。
3. 能对中药调剂工器具使用等进行培训讲解。

学习过程

一、制定培训方案

以小组为单位，确定培训方案。以思维导图形式制作培训内容宣传海报，小组展示。

二、修正培训方案

各小组修正培训方案，完成表 2-7 中的内容。

表 2-7　戥秤的使用标准

培训讲解项目	使用方法、操作标准	注意事项	培训方式（讲授法、小组展示等）
操作前检查	检查________、________、________、________、________、________ ……		
持戥	用________手虎口和示指、中指挟持________，无名指、小指从戥杆下方拢住戥绳，________手拇指和示指捏住________，其余三指自然弯曲，向上屈右腕使手心朝前，提起戥杆使戥盘悬空	观察戥盘是否洁净，戥绳是否缠绕，持戥要稳，防止戥砣掉下	

续表2-7

培训讲解项目	使用方法、操作标准	注意事项	培训方式（讲授法、小组展示等）
校戥	______手拇指、示指将戥砣绳固定在________上，________手提起戥纽使戥盘悬空，放开左手，举至齐眉，戥杆、戥盘呈水平状态	每次使用戥秤前均需校戥	
称量	________手挟持戥杆，左手拇指、示指将戥砣绳移至所需称量的戥星上，右手抓药放入________内，右手提戥齐目使戥盘悬空，左手稍离开戥杆，戥杆平衡时，戥星的指数就是所称药物的重量	称量无洒药	
放戥	使用完戥秤后要清洁擦拭，将戥砣绳放到两个戥纽之间，戥砣放入戥盘内，戥杆平搭在盘上，然后将戥秤放进专用的抽屉里保存	戥秤应定期校验	
清洁冲筒	清洁冲筒用________将冲筒内壁和杵棒擦拭或刷干净	冲筒应轻拿轻放	
放入药物	将需要捣碎的药物放入筒体内，注意药物不宜放入太多，以占筒体内容积_____为宜		
捣碎	放入杵棒，盖好筒盖，_______手扶持筒体，_______手提起杵棒，用手腕的甩劲捣下	每次捣下时要用力均匀而有节奏，且常变换杵头方向，不要总捣在一个地方，以使筒内药物均匀受力，捣碎后的颗粒大小相近	
倒出药物	取出杵棒，打开筒盖，左手手心向外、虎口朝下托起缸体，翻腕使虎口朝上将药倒出	若有药物黏附筒体内壁，用圆头竹片或刮匀刮下	
清场	用________擦拭冲筒内壁和杵棒，将杵棒放入筒体，盖好筒盖，冲筒放回原位	使用完冲筒应保证冲筒的洁净	
斗架			
斗架药名书写			
戥秤操作示范展示	完成校戥、持戥、称量、分量等操作展示		
冲筒使用操作示范展示	选取一味种子类药材粉碎操作展示		

三、培训方案讲解

小组选派代表,进行小组培训方案讲解展示。

四、评选最佳方案及最优小组

小组互评,评选出最佳方案及最优小组。

五、扩展练习

完成表2-8,并实际演示冲筒的操作。

表2-8 冲筒的操作标准

操作项目	使用方法及操作标准	注意事项
清洁冲筒	用________将冲筒内壁和杵棒擦拭或刷干净	冲筒应轻拿轻放
放入药物	将需要捣碎的药物放入筒体内,注意药物不宜放入太多,以占筒体内容积________为宜	
捣碎	放入杵棒,盖好筒盖,________手扶持筒体,________手提起杵棒,用手腕的甩劲捣下	每次捣下时要用力均匀而有节奏,且常变换杵头方向,不要总捣在一个地方,以使筒内药物均匀受力,捣碎后的颗粒大小相近
倒出药物	取出杵棒,打开筒盖,左手手心向外、虎口朝下托起缸体,翻腕使虎口朝上将药倒出	若有药物黏附筒体内壁,用圆头竹片或刮匀刮下
清场	用________擦拭冲筒内壁和杵棒,将杵棒放入筒体,盖好筒盖,冲筒放回原位	使用完冲筒应保证冲筒的洁净

活动四　实施：中药饮片调配工具使用

学习目标

1. 能够选择相应的工具。
2. 能够用适当的方法讲解操作培训。
3. 能清晰地讲述调配设施和工具的使用及注意事项。
4. 能团队协作，分工合理完成方案的实施。

学习过程

一、培训展示

根据各组确定的最终培训方案，进行小组培训展示，每小组选一人作为培训教师，进行中药调剂工具识别及使用讲解。

二、按小组培训内容要求进行练习操作

1. 工作人员准备
(1)仪表端庄、工装整洁、头发挽起、指甲干净。
(2)相关知识准备充分。
(3)检查工具、药材、设备等情况。
2. 物品准备见表2-9。

表2-9　物品领取单

工具名称	数量	准备内容	准备情况	备注
药材		检查完好		
戥秤		检查完好		
牛皮纸		检查完好		
冲筒		检查完好		

续表 2-9

工具名称		数量	准备内容		准备情况	备注
共计						
领取小组			领取人		领取日期	

注:上述设施按要求准备好的在准备情况一栏打"√"。

3. 场地准备见表 2-10。

表 2-10 场地准备

检查项目		检查结果	异常情况	备注
1. 卫生检查				
2. 安全检查	水			
	电			
	电器			
	警告标牌			
	消防设施			
3. 环境检查	温度			
	湿度			
	通风			
	照明			
4. 中药饮片检查	数量			
	质量			
检查人			检查日期	

注:上述工具按要求准备好的在准备情况一栏打"√"。

三、实施冲筒、戥秤的使用及练习操作

1. 用冲筒捣碎下列药物,做到操作规范、准确[依据冲筒使用效果评价表(表 2-11)进行评价]。

砂仁、牵牛子、苦杏仁、炒牛蒡子、炒决明子。

表 2-11 冲筒使用效果评价表

考核内容	技能要求	分值	得分
用冲筒捣碎药物	用干净软布或鬃刷将冲筒内壁和杵棒擦拭或刷干净	10	
	将药物放入筒体内，所放药物约占筒体内容积 1/5～1/4	10	
	放入杵棒，盖好筒盖	10	
	左手扶持筒体，右手提起杵棒，用手腕的甩劲捣下，使药物破碎，颗粒均匀	20	
	取出杵棒，打开筒盖	10	
	左手手心向外、虎口朝下托起缸体，翻腕使虎口朝上将药物倒出，若有药物黏附筒体内壁，用圆头竹片或刮勺刮下	30	
	用软布擦拭冲筒内壁和杵棒，将杵棒放入筒体，盖好筒盖，冲筒放回原位	10	
总分		100	

2. 用戥秤称量下列中药饮片，做到持戥规范，动作娴熟，称量准确［依据戥秤使用效果评价表（表 2-12）进行评价］。

黄芩 12 g、茯苓 15 g、石膏 60 g、焦麦芽 10 g、黄芪 200 g、薄荷 6 g、山楂 18 g、当归 150 g。

表 2-12 戥秤使用效果评价

考核内容	技能要求		分值	得分
用戥秤称量药物	清洁戥秤		10	
	校戥，检查戥子是否准确		10	
	称量	用左手虎口和示指、中指挟持戥杆，无名指、小指拢住戥绳	10	
		右手抓药放入戥盘内	10	
		用左手挟持戥杆，左手拇指、示指将戥砣绳移至所需称量的戥星上	15	
		右手拇指和示指捏住戥纽提起，其余三指自然弯曲，向上屈右手腕使手心朝前	10	
		左手离开戥杆	5	
		举至齐眉，戥杆水平	10	
		3 min 称量 5 味药，误差率在 5% 以内（电子秤核对）	10	
	将戥砣放入戥盘内，戥盘绳缠绕在戥杆上，戥杆平搭在戥盘上存放		10	
总分			100	

活动五 总结与拓展：调配设施和工具使用

学习目标

1. 能够对调配设施及工具使用进行操作展示。
2. 能够对中药饮片调配工具使用操作进行质量控制要点描述。
3. 能对工具使用操作进行考核评价。

学习过程

一、小组展示，进行调配工具操作

1. 用戥秤练习称量以下药材：通草 6 g、猪苓 10 g、生甘草 3 g、牵牛子 6 g。
2. 用冲筒练习捣碎以下药材：丁香 6 g、延胡索 10 g、浙贝母 12 g。

二、完成小组间操作过程评价

过程评价见表2–13。

表2–13 过程评价

操作展示内容	操作展示是否规范(是/否)	错误分析点评	备注
操作前检查			
持戥			
校戥			
称量			
放戥			
清洁冲筒			
放入药物			
捣碎			
倒出药物			

续表 2-13

操作展示内容	操作展示是否规范（是/否）	错误分析 点评	备注
清场			
斗架			
斗架药名书写			
戥秤使用操作示范展示			
冲筒使用操作示范展示			

三、评价

考核评价见表 2-14。

表 2-14 考核评价

项次	项目要求		配分	评分细则	自评得分	小组评价	教师评价
1. 素养（40 分）	纪律情况（15 分）	按时到岗，不早退	5	违反规定，每次扣 5 分			
		积极思考，回答问题	5	根据上课统计情况得 1～5 分			
		三有一无（有本、笔、书，无手机）	5	违反规定每项扣 3 分			
		执行教师命令	0	此为否定项，违规酌情扣 10～100 分，违反校规按校规处理			
	职业道德（10 分）	能与他人合作	3	不符合要求不得分			
		主动帮助同学	3	能主动帮助同学得 3 分，被动得 1 分			
		追求完美	4	对工作精益求精且效果明显得 4 分，对工作认真得 3 分，其余不得分			
	5S（10 分）	桌面、地面整洁	5	自己的工位桌面、地面整洁无杂物得 5 分，不合格不得分			
		物品定置管理	5	按定置要求放置得 5 分，其余不得分			
	快速阅读能力（5 分）		5	能快速准确明确任务要求并清晰表达得 5 分			

续表 2-14

项次	项目要求		配分	评分细则	自评得分	小组评价	教师评价
2. 职业能力(40分)	收集中药调剂的设施及工具(7分)	中药调剂基本设施及工具的认知	7	能全部掌握得7分,部分掌握得3~5分,不清楚不得分			
	收集调剂工具的基本构造和使用原理(7分)	中药调剂工具的基本构造及使用原理认知	7	能全部掌握得7分,部分掌握得3~5分,不清楚不得分			
	戥秤的使用方法及操作标准(7分)	戥秤的使用方法及操作标准的掌握	7	能全部掌握得7分,部分掌握得3~5分,不清楚不得分			
	冲筒的使用方法及操作标准(7分)	冲筒的使用方法及操作标准的掌握	7	能全部掌握得7分,部分掌握得3~5分			
	戥秤的练习(7分)	正确操作戥秤	7	能全部掌握得7分,部分掌握得3~5分			
	冲筒的练习(5分)	正确操作冲筒	5	能全部总结并提炼得5分,部分总结并提炼得2~4分			
3. 工作页完成情况(20分)	按时完成工作页(20分)	及时提交	5	按时提交得5分,迟交不得分			
		内容完成程度	5	按完成情况分别得1~5分			
		回答准确率	5	视准确率情况分别得1~5分			
		有独到的见解	5	视见解程度分别得1~5分			
总分							
加权平均(自评20%,小组评价30%,教师评价50%)							
教师评价签字:				组长签字:			

续表 2-14

<table>
<tr><th>项次</th><th>项目要求</th><th>配分</th><th>评分细则</th><th>自评得分</th><th>小组评价</th><th>教师评价</th></tr>
<tr><td colspan="7">请你根据以上打分情况,对本任务中的工作和学习状态进行总体评述(从素养的自我提升方面、职业能力的提升方面进行评述,分析自己的不足之处,描述对不足之处的改进措施):</td></tr>
<tr><td colspan="7">教师指导意见:</td></tr>
</table>

知识链接

中药调剂室的基本设施

中药调剂室是为患者配方、发药的重要场所,其基本设施有饮片斗柜、毒性中药柜、贵重药柜、成药柜、调剂台、药架等设施以及戥、碾、筛等调剂工具。以上物品,应因地制宜进行合理布局。要求放置整齐、美观、大方。

1. 饮片斗柜　又称“百药斗”或“百眼橱”。主要用于装饮片,供调剂处方使用,其规格可视调剂室面积大小和业务量而定。一般斗架高约 2 m,宽约 1.5 m,厚约 0.6 m,装药斗 60 ~ 70 个,可排列成“横七竖八”或“横八竖八”,有的在斗架最下层设 3 个大斗。每个药斗中又分为 2 ~ 4 格,底部大斗一般不分格,以装体积大而质地轻的药材。每个斗架装药 150 ~ 170 种,一般中药房应置此类斗架 3 ~ 5 台。

2. 成药柜　成药柜的构造、尺寸的大小与药斗架基本相似,自中间一半的上方不设药斗,改为 3 ~ 4 个阶梯状台阶,用于储备成药;

下半部分专设药斗。另一种成药柜,其内面用木板隔成3层,外设玻璃门,以防灰尘飞入。目前成药柜的结构样式不一,形状各异,但一般以能容纳100~150种成药为宜。

3.饮片调剂台　在商业性药房中,又称柜台,一般置于调剂室与候药室之间,以此与候药者隔开。在较大型中医院亦可设在调剂室中间。调剂台一般高约100 cm,宽约60 cm。其长度可按调剂室大小而定。在调剂台内面的上层,安装有抽屉,下层设有方格,备放调剂用品及日常应用饮片。此外,还有一种双面调剂台,适用于较宽敞的调剂室。其结构特点是两侧面皆有药斗,台的正中放小型药斗架,调剂人员可在两侧同时进行工作。

4.常用调剂工具　调剂室内常用的工具有戥秤、分厘戥、天平、台秤、研钵、冲筒、药筛、药刷、药匙等。此外,为了便于对贵重药物的保管,还应配置冰箱、干燥箱等。目前,国内有些单位已采用了电子控制配方机调剂饮片,值得进一步总结推广。戥秤是常用的称量工具,戥秤的构造和使用方法如下。

(1)戥秤结构:戥杆、戥砣、戥盘、戥星、戥纽、定盘星。

(2)使用方法:戥秤必须经过检定合格,不得破坏准确度,使用戥秤前要检查戥盘与戥砣的号码是否相符,然后检查定盘星是否平衡。称药前看准要称取的分量,左手持戥杆,稳住砣线,右手取药放入戥盘内,用右手大拇指与示指捏提起戥纽,左手将砣线在戥杆上移动至欲称量的指数位置上,随即放开,举至肩齐,以检视戥星指数和所称药物是否平衡,如有差异增减至平衡为准。

(3)使用注意

1)重1 g以下者用分厘戥,其称重范围为200 mg~50 g。主要用于调配细料、贵重和毒剧药处方。

2)戥秤用过后,戥盘应擦干净,将戥砣放在戥盘中,挂在适当的位置,防潮、防锈。分厘戥应放在木盒中保存。

任务三 查斗与装斗操作

学习目标

1. 能够描述中药饮片斗谱的编排原则与方法。
2. 能够合理编排常用中药饮片斗谱。
3. 能够正确操作查斗并规范填写查斗记录。
4. 能够正确操作装斗并规范填写装斗记录。
5. 能小组团结协作,共同完成查斗与装斗的任务。

建议课时

12 课时。

情景案例

查斗、装斗是确保调剂质量的一个重要环节,直接关系到患者的用药质量和治疗效果。根据工作安排,现要求你负责中药饮片养护及清斗、装斗工作。根据公司管理规定中药饮片斗架的药斗内,常用饮片的储存量一般以 1 d 用量为宜,不常用的饮片品种装一次可用多日。并要求将缺货品种和数量记录下来,从库房出库相应品种,补充消耗,供调配正常使用。现根据公司要求,由你和 2 名助手负责对所在的门店中调剂柜台药斗进行一次全面清斗、装斗工作,要求 2 d 内完成,并由公司质量管理负责人监督检查验收。

工作流程与活动

活动名称及课时分配见表3-1。

表3-1 活动名称及课时分配

活动序号	活动名称	课时安排	备注
1	获取任务	2	
2	资料收集	2	
3	制定方案	2	
4	实施	4	
5	总结与拓展	2	

活动一　获取任务：查斗与装斗

学习目标

1. 能描述任务书要求。
2. 能准确描述斗谱编排规律。
3. 能叙述常用饮片配伍排列。

学习过程

一、下达任务书

任务书见表3-2。

表3-2　任务书

项目	中药调剂斗柜查斗、装斗
任务名称	完成中药调剂斗柜的查斗、装斗工作
任务目标	1. 能复述中药调剂斗柜的编排规律 2. 能准确填写记录 3. 能按规定和要求完成查斗、装斗工作 4. 能发现问题并能解决问题 5. 能与他人协同配合完成工作
小组成员	
具体任务	1. 检查药斗中饮片的基本情况 2. 能准确盘点药斗存量和记录统计饮片储存状态 3. 能正确记录需补充的品种和数量 4. 能解决发现的问题
任务实施要求	1. 小组成员讨论、分工协作共同完成任务 2. 完成任务过程中小组成员必须遵守课堂纪律 3. 完成任务后小组须认真总结和归纳

二、明确查斗、装斗任务清单及要求

查斗是指检查药斗中饮片的基本情况，了解销售量和储存状态，记录需补充的品种和数量以便及时填补缺药。

请根据实际情况，完成下列查斗记录（表3-3）。

表3-3 查斗记录

序号	饮片品名	药斗内饮片的质量（清洁度、有无破碎、有无生虫变质等）	药斗名签与药斗内所装药物是否相符（是、否）

三、阅读下列文字，完成问题

阅读材料一：查斗的注意事项

1. 查斗的过程也担负着部分药品养护的责任，工作时必须精力集中，切忌草率。发现饮片质量问题，即时抽出，即时处理。

2. 查斗时不要猛拉重推，防止饮片溢出而串斗。

3. 查斗时记录清晰、准确，防止出错药，重复劳动。

查斗工作一般由两个人配合完成。一个人负责拉药斗抽屉，检查缺货的品种和数量，另一个人负责记录。一般每天检查1～2次，业务量大的单位检查要勤一些。每次查斗，以常用药为主，不常用的药可定期检查，也可随需随上。

阅读材料二：

案例一：李某，女，某中医院中药调剂员，2013 年 7 月被革职，经调查，李某因在装斗过程中错把毒性较强的生半夏倒入姜半夏的药斗中，调配时未核对药品，把生半夏调配给患者，导致患者中毒。

案例二：选取 2012 年 9 月至 2014 年 9 月某院门诊中药房发生的调剂差错进行分析，其中男性 58 例，年龄 18～75 岁；女性 45 例，年龄 12～79 岁。回顾性整理上述 103 例病例，对出现差错的案例进行分析，因药品因素导致的差错共 41 例，其中因药品包装相似 9 例（8.74%），药品名称相近 12 例（11.65%），药品质量问题 2 例（1.94%），药品摆放不规范 18 例（17.46%）；因调剂因素导致的差错共 33 例，其中剂量误差 8 例（7.77%），饮片调剂误差 8 例（7.77%），药品替代 17 例（16.5%）；因处方因素导致的差错共 29 例，其中处方录入差错 13 例（12.62%），审方差错 11 例（10.68），脚注差错 5 例（4.85%）。

根据以上阅读材料，请思考下列问题：

1. 请小组讨论，结合以上查斗注意事项，谈谈你对查斗工作的认识。

2. 阅读材料二案例一中出现的中药调剂差错是如何造成的？如何才能避免此类事件的发生？请谈谈你的体会。

3. 通过阅读材料二案例二中关于中药调剂差错案例分析，你明白了什么？

活动二 资料收集:查斗与装斗资料准备

学习目标

1. 能够按照任务书要求做好查斗、装斗等各项资料准备。
2. 能合理分工安排,小组有效分工合作。

学习过程

一、收集中药饮片斗谱的编排原则

中药饮片斗谱是中药饮片在药柜中存放顺序的规律,是中药行业通过多年的实践经验总结出来的。中药品种繁多,品质各异,虽然各中药店或医院中药房的斗谱编排并不一致,但编排均需考虑____________、________、________、________及________等因素,以达到便于________、减轻调剂员______________、提高________、避免________、利于________等目的。

1. 常用药物应放在斗架的________。如柴胡、葛根与升麻;防风、荆芥与白芷;金银花、连翘与板蓝根;黄芩、黄连与黄柏;黄芪、党参与甘草;当归、白芍与川芎;麦冬、天冬与北沙参;肉苁蓉、巴戟天与补骨脂;砂仁、豆蔻与木香;厚朴、香附与延胡索;焦麦芽、焦山楂与焦神曲;酸枣仁、远志与柏子仁;苦杏仁、桔梗与桑白皮;天麻、钩藤与蒺藜;陈皮、枳壳与枳实;附子、干姜与肉桂;山药、泽泻与牡丹皮等。以便于调剂人员少走路、少弯腰、少踮脚,减轻劳动量,方便称取。

2. 质地较轻且用量较少的药物,应放在斗架的______。质地较轻且用量较少的药物如______等。

3. 质地沉重的药物和易于造成污染的药物多放在斗架的________。质地重的药物如________等;易于造成污染的药物如________等。

4. 质地松泡且用量较大的药物,多放在斗架最底层的__________。质地松泡且用量较大的药物如________等,以便于调剂,减少装斗次数。

5. 经常配伍同用的药物，________。如金银花、________；板蓝根、________；麻黄、________；防风、________；蒲公英、紫花地丁；紫菀、________；砂仁、________；酸枣仁、________；射干、北豆根；党参、________；桃仁、________；杜仲、续断；羌活、________；陈皮、________；泽泻、________；麦冬、________；山药、薏苡仁；辛夷、苍耳子；火麻仁、郁李仁；三棱、莪术；乳香、________；萹蓄、瞿麦等。

6. 同一药物的不同炮制品，________。如麻黄、________；栀子、炒栀子与________；大黄、________；黄芪、________；白术、麸炒白术；甘草、________；鸡内金、炒鸡内金；薏苡仁、炒薏苡仁；山药、炒山药；牡蛎、煅牡蛎；槟榔、炒槟榔与焦槟榔；黄芩、________；黄精、酒黄精；何首乌、________等。

7. 性状类似而功效各异的药物，________。如车前子与________；益母草与泽兰；山药与________；炙甘草与炙黄芪；当归与独活；菟丝子与紫苏子；熟地黄与________；知母与玉竹；蛇床子与地肤子；玫瑰花与月季花；血余炭与干漆炭等。以避免混淆而不易区分挑拣或防止调配时出差错。

8. 同一斗中，细小者在________，片大者在________。如泽泻与车前子、小茴香与木香、菟丝子与肉苁蓉等。编排斗谱时将个大易于挑拣的饮片装于斗中最后格，形小不易于挑拣的饮片装于斗中前格。以防调配时后格的饮片撒落在前格中，难将其挑出。

9. 属于配伍禁忌的药物，________。如甘草与京大戟、甘遂、芫花；藜芦与丹参、北沙参、南沙参、玄参、苦参、白芍、赤芍、细辛；乌头类（附子、川乌及草乌）与半夏的各种炮制品、瓜蒌（瓜蒌皮、瓜蒌子、瓜蒌仁及天花粉）、白蔹、白及；丁香、母丁香与郁金；芒硝、玄明粉与三棱；肉桂与赤石脂等；均不宜放在一起。

10. 为防止灰尘污染，有些中药宜存放在加盖的________中。如熟地黄、龙眼肉、青黛、玄明粉、松花粉、蒲黄、乳香末、没药末、儿茶末、血竭末等。

11. 有恶劣气味的药物，不能与其他药物装于一个药斗中，如阿魏、鸡屎藤等。

12. 贵细药品不能存放在一般的药斗内，应设______，由________，每天清点账务，如________等。

13. 毒性中药和麻醉中药应按照有关规定存放，绝不能放于一般药斗内，必须专柜、专锁、专账、专人管理，严防意外事故的发生。

二、收集查斗与装斗的操作要求

1. 查斗：查斗是指检查药斗中每格药物的基本情况，了解其日销售量与储存状态，以便及时填补缺药。对于大型中医院和药店，调剂业务繁忙，不常用品种装一斗够多日调配，常用品种需要临时不断给予补充，所以调剂室应派专人，逐日检查药品供应品种及数量情况，对短缺品种及时登记，随时整理补充，以备调剂使用。查斗的主要内容是：

(1)检查缺货的品种、需补货的量，记录需补充的品种和数量。

(2)检查药斗名签与药斗内所装药物是否相符。

(3)检查药斗内饮片的质量(清洁度、有无破碎、有无生虫变质等)。

查斗时要做好记录，以此为依据来整理和补充药品，并将此信息及时提供给仓库保管员，作为采购进药的依据。

2. 装斗：装斗是指将需要添加的药物装入斗格内。装斗时需准确鉴别饮片品种，核对药名与标签，切不可粗心大意，以免药物混淆，引起调配差错与医疗事故。装斗时应注意以下几点。

(1)________：在装斗之前，先将原来斗格中药物取出进行筛簸后，放于纸上，将斗格清理干净。需垫纸盛装药物的斗格铺好垫纸，如滑石粉、马勃、车前子、葶苈子等细粉或细小的种子药品。

(2)________：预先将要装斗的饮片进行整理，全草类或种子类饮片要过筛或过箩，鲜药如生姜、芦根等要洁净之后放置备用。

(3)________：新添加的饮片放在斗格下面，再将纸上药物放在最上面，以便于陈药先出，可避免斗底药物日久变质。

(4)________：一般饮片装至药斗容积的________处，细小圆粒的种子类饮片多装至药斗容积的________处，不可装斗过满，以防抽拉或推入药斗时药物溢出造成相互掺混。装斗过程中不可按压，以防碎乱而影响饮片的外观。

(5)________：装斗后要进行复核，不得错斗、串斗，并做好记录。

装斗要领：

常用药物八分斗，冷背药物装半斗。

有毒药物特殊管，贵细药物设专柜。

活动三 制定方案:制定查斗与装斗操作方案

学习目标

1. 能根据任务目标制订实施计划。
2. 能复述药斗查斗、装斗操作要点。
3. 能团队协作,合理分工,相互配合。

学习过程

一、制定查斗操作方案

1. 确定需要查斗的中药饮片。

2. 制定中药饮片查斗记录表。

二、制定装斗操作方案

1. 确定需要装斗的中药饮片。

2. 制定中药饮片装斗记录表。

活动四　实施：查斗与装斗

学习目标

1. 能够选择相应的工具。
2. 能正确操作查斗、装斗。
3. 能正确填写记录。

学习过程

一、查斗操作实施，检查下列内容，填写记录

1. 检查缺货的品种、需补货的量，记录需补充的品种和数量。
2. 检查药斗名签与药斗内所装药物是否相符。
3. 检查药斗内饮片的质量（清洁度、有无破碎、有无生虫变质等）（表3-4）。

表 3-4　中药饮片验收、下斗复核记录

日期	品名	批号	规格	产地	数量/kg	检查结果	处理情况	备注
						□合格　□不合格	□下斗　□入库	注明：质量合格用“√”表示；不合格用“×”表示；上斗用“√”表示；下斗用“×”表示
						□合格　□不合格	□下斗　□入库	
						□合格　□不合格	□下斗　□入库	
						□合格　□不合格	□下斗　□入库	
						□合格　□不合格	□下斗　□入库	
						□合格　□不合格	□下斗　□入库	
						□合格　□不合格	□下斗　□入库	
						□合格　□不合格	□下斗　□入库	
						□合格　□不合格	□下斗　□入库	
						□合格　□不合格	□下斗　□入库	
						□合格　□不合格	□下斗　□入库	
						□合格　□不合格	□下斗　□入库	
						□合格　□不合格	□下斗　□入库	
						□合格　□不合格	□下斗　□入库	
						□合格　□不合格	□下斗　□入库	
						□合格　□不合格	□下斗　□入库	
						□合格　□不合格	□下斗　□入库	
						□合格　□不合格	□下斗　□入库	
						□合格　□不合格	□下斗　□入库	
						□合格　□不合格	□下斗　□入库	
						□合格　□不合格	□下斗　□入库	
						□合格　□不合格	□下斗　□入库	

操作人：　　　　　　　　　　　　复核人：

二、装斗操作实施

1. 工作人员准备

（1）仪表端庄、工装整洁、头发挽起、指甲干净。

（2）相关知识准备充分。

（3）检查工具、药材、设备等情况。

2. 物品准备见表 3-5。

表 3-5　物品准备单

工具名称	数量	准备内容	准备情况	备注
1. 药材		检查完好		
2. 装斗记录表		检查完好		
3. 笔		检查完好		
4. 戥秤		检查完好		
5. 药纸		检查完好		
共计				
领取小组		领取人	领取日期	

注：上述工具按要求准备好的在准备情况一栏打"√"。

3. 实施装斗操作　学生以小组为单位，对上述查斗中短缺的药材，向仓库方领料并规范填写中药饮片装斗复核记录（表 3-6）。

表 3-6　中药饮片装斗复核记录

日期	品名	规格	生产厂商	生成日期	批号	装斗数量/个	操作人	质量状况	备注

装斗人：　　　　　　　　　　复核人：

4. 装斗操作效果评价见表3-7。

表3-7 装斗操作效果评价

考核内容	技能要求	分值	得分
装斗	将原来斗格中药物取出进行筛簸挑拣后，放于纸上	10	
	将斗格清理干净	10	
	需垫纸盛装药物的斗格铺好垫纸	5	
	将要装斗的饮片进行整理	5	
	遵循先入者先出原则，新添加的饮片放在斗格下面，再将纸上药物放在最上面	10	
	装斗量适宜，一般饮片装至药斗容积的4/5处，细小圆粒的种子类饮片多装至药斗容积的3/5处	10	
	装斗后进行复核并做好装斗记录	10	
总分		100	

活动五　总结与拓展:查斗与装斗操作

学习目标

1. 能够对中药药斗查斗、装斗进行规范操作。
2. 能够描述中药药斗查斗、装斗操作质量控制要点。
3. 能对操作过程进行考核评价。

学习过程

一、总结工作任务

1. 回顾工作过程

要求:正确认识、理解并记录工作流程,同时对工作中的细节进行描述。

2. 关键技术强化

要求:依照所学内容及教学工具书对难点、重点内容进行练习强化,巩固提升职业能力。

组织方式:在教师的组织下,开展同类任务的技能比赛。

二、同类任务扩展练习

1. 要求:按各活动环节流程和标准要求完成类似任务。

2. 综合作业:以小组为单位检查中药调剂室饮片斗架中的 3 个药斗共 9 种饮片的基本情况,了解其储存状态,对缺的药及时装斗,填写中药饮片查斗与装斗记录表。

三、评价

考核评价见表 3-8。

表 3-8 考核评价

项次	项目要求		配分	评分细则	自评得分	小组评价	教师评价
1. 素养（40 分）	纪律情况（15 分）	按时到岗，不早退	5	违反规定，每次扣 5 分			
		积极思考，回答问题	5	根据上课统计情况得 1~5 分			
		三有一无（有本、笔、书，无手机）	5	违反规定每项扣 3 分			
		执行教师命令	0	此为否定项，违规酌情扣 10 ~ 100 分，违反校规按校规处理			
	职业道德（10 分）	能与他人合作	3	不符合要求不得分			
		主动帮助同学	3	能主动帮助同学得 3 分，被动得 1 分			
		追求完美	4	对工作精益求精且效果明显得 4 分，对工作认真得 3 分，其余不得分			
	5S（10 分）	桌面、地面整洁	5	自己的工位桌面、地面整洁无杂物得 5 分，不合格不得分			
		物品定置管理	5	按定置要求放置得 5 分，其余不得分			
	快速阅读能力（5 分）		5	能快速准确明确任务要求并清晰表达得 5 分，能主动沟通在指导后达标得 3 分，其余不得分			

续表 3-8

项次	项目要求		配分	评分细则	自评得分	小组评价	教师评价
2. 职业能力（40 分）	收集中药饮片斗谱编排原则（7 分）	能够正确描述中药饮片斗谱编排原则	7	能全部掌握得 7 分，部分掌握得 3～5 分，不清楚不得分			
	收集查斗操作要点（7 分）	正确描述查斗的内容，制定查斗记录表	7	能全部掌握得 7 分，部分掌握得 3～5 分，不清楚不得分			
	收集装斗操作要点（7 分）	正确描述装斗的操作要点，制定装斗记录表	7	能全部掌握得 7 分，部分掌握得 3～5 分，不清楚不得分			
	查斗操作实施（7 分）	正确查斗并规范填写查斗记录表	7	能全部掌握得 7 分，部分掌握得 3～5 分，不清楚不得分			
	装斗操作实施（7 分）	正确装斗并规范填写装斗记录表	7	能全部掌握得 7 分，部分掌握得 3～5 分，不清楚不得分			
	常见的中药变异现象（5 分）	能够正确描述常见的中药变异现象	5	能全部总结并提炼得 5 分，部分总结并提炼得 2～4 分，不总结并提炼不得分			
3. 工作页完成情况（20 分）	按时完成工作页（20 分）	及时提交	5	按时提交得 5 分，迟交不得分			
		内容完成程度	5	按完成情况分别得 1～5 分			
		回答准确率	5	视准确率情况分别得 1～5 分			
		有独到的见解	5	视见解程度分别得 1～5 分			
总分							
加权平均（自评 20%，小组评价 30%，教师评价 50%）							
教师评价签字：				组长签字：			
请你根据以上打分情况，对本任务中的工作和学习状态进行总体评述（从素养的自我提升方面、职业能力的提升方面进行评述，分析自己的不足之处，描述对不足之处的改进措施）：							
教师指导意见：							

知识链接

查斗与装斗操作

一、斗谱

斗谱是指药斗柜内药物的编排法。编排斗谱的目的主要是方便调剂,减轻劳动强度,避免发生差错事故、提高配方速度,同时也有利于药品管理。

(一)斗谱的排列原则

根据临床用药情况,将药物分为常用药、次常用药和不常用药,并结合各种药物性状、颜色、气味、作用等特点分成5类。

(1)常用药,装入最近的中层药斗。

(2)不常用药,装入最远处或上层药斗。

(3)较常用药,装入在前两者之间的药斗。

(4)质重的矿石类药物,如磁石、自然铜、龙骨等,宜装入下层药斗。

(5)质轻而用量大的药物,如淡竹叶、通草、灯心草等,宜装入大药斗内。

(6)名称相近或外形相似而功效相反的药物,不宜相邻放置。

(7)有配伍禁忌的药物,不允许同放一斗或邻近放置。

(二)常用斗谱排列方式

1. 按常用方剂编排　如麻黄汤的麻黄、桂枝、杏仁、甘草等,四物汤的当归、川芎、白芍、熟地黄等,四君子汤的党参、白术、茯苓等,宜编列在同一斗或邻近斗中,以便于调配。

2. 按药物性味功效近似排列　即根据药物性味功效相近而又经常在中医处方中同时使用的药物进行排列,如麻黄、桂枝,防风、荆芥,苍术、白术,白芷、牛蒡子,党参、黄芪,法半夏、陈皮等。

3. 按处方常用"药对"排列　如二术(苍术、白术)、二活(羌活、独活)、二母(知母、贝母)、二冬(天冬、麦冬)、龙牡(龙骨、牡蛎)、乳没(乳香、没药)、制二乌(制川乌、制草乌)、焦三仙(焦山楂、焦麦芽、焦神曲)等。

4. 按药名及功用近似的品种排列　如川牛膝、怀牛膝，白芍、赤芍，羌活、独活，百部、百合，枳壳、枳实，青皮、陈皮等。

5. 按同一品种的不同炮制品排列　如生大黄、熟大黄，生甘草、炙甘草，当归、炒当归，生地黄、熟地黄等。

6. 按药用部位排列　将根、茎、叶、花、果实、种子、动物药、矿物药等分类装入药斗中。

此外，需要特殊保管的药物，如毒剧药应设专人专柜保管；对易燃药材如火硝、硫黄、艾叶炭等宜装在缸、铁容器内，并要远离火源、电源；对贵重药物，如山参、鹿茸、珍珠、麝香、牛黄等宜装瓶内，专柜保存。

以上所举仅是一般情况，在编排药斗时，除依照上述基本原则外，还要结合各地方的用药习惯灵活变化，以期合理。

二、中药饮片的供应

中药调剂以饮片为主，一般常用药以储存 1 d 用量为宜，不常用品种装一斗够多日调配。但大型医院调剂业务繁忙，有些常用品种需要临时不断给予补充。调剂室应派专人逐日检查药品供应品种及数量情况，对短缺品种要及时登记，随时整理药品，补充所耗品种，以备调剂使用，这项工作俗称装斗。装斗是确保调剂质量的重要环节，亦直接关系到患者的用药与治疗。因此，饮片的供应主要包括查斗、装斗、调配与保管。

1. 查斗　系指检查药斗中药物每日销售量，每斗中储量减少程度。检查时主要记录以下 3 个方面的情况，并随时做好记录，以此为据来整理和补充药品。

(1)检查药名是否相符及短缺品种。

(2)检查日消耗量(即应补量)。

(3)检查药品的清洁度、有无生虫变质等情况。

2. 装斗

(1)药斗装量不可过满，防止调剂时抽拉药斗使药物溢出，造成相互掺混。一般装入容积的 4/5 处；种子药粒较圆而细小，更易冲出，故应装入容积的 3/5 处。装饮片时不可按压，防其碎乱而影响饮片的外观。

(2)对补充的饮片应事先进行整理。有的饮片需要过筛，全草类或种子类饮片要过筛或过箩，鲜药如生姜、芦根等均须洁净之后放置备用。

(3)对细粉或细小种子药品,如青黛、滑石、蒲黄、马勃、车前子、葶苈子等,须垫纸盛装;如遇饮片外观形体相似的药品,如煅牡蛎、煅石决明等,一定要核准名签,以免装错斗。

(4)掌握先入者先出的原则,即新添的饮片放在下面,原有的装在浮层,以免斗底药积累日久而变质。

3. 装斗与调配、保管的关系　装斗、调配、保管3方面工作必须相互配合协作,才能提高工作效率,保证供应及时,且能发现饮片的品质变异情况。

调配工作人员对药斗内的药品数量与质量最为清楚,能监督装斗工作,装斗前应每日检查,以免有遗漏,互相协作能提高质量,减少供应失调现象。

装斗人员要与仓库保管员紧密配合,由装斗人员将饮片日消耗量、短缺品种等信息及时提供给仓库保管员,作为采购进药的依据。保管员将采进的新品种及时通知装斗人员,以便调剂使用,勿误患者医疗。此外,装斗人员要将每日新添的饮片规格及等级变动情况及时通知计价人员,以便及时调整价格,免致价格不适当而造成经济上的损失。因此,只有装斗、调配、保管之间密切配合,才能提高药物质量,减少损失,保证调剂用药的供应。

任务四 审方操作

学习目标

1. 能够准确描述处方的概念、类型及结构。
2. 能够明确中药处方的管理制度。
3. 能够正确审核处方中的中药名称。
4. 能够正确审核中药用药禁忌。
5. 能够正确审核毒、麻中药的使用。
6. 能够正确审核中药饮片处方的其他内容。
7. 能培养严谨细心的工作态度，正确审核中药处方。

建议课时

18 课时。

情景案例

李某，女，28 岁，2015 年 6 月于某中医院就诊，现医生开具处方如下。

××××× 中医院处方笺　　　　普通

NO

科别:×× 　　床号 / 　　费别 /

×× 年×× 月×× 日　　门诊/住院号 /

姓名:李某　　性别: 女　　年龄: 28 岁/月

孕龄: / 周

临床诊断:　　×××

Rp:

山药 12 g、猪茯苓 20 g、白术 12 g、丁香 9 g、二冬 24 g、罂粟壳 9 g、国老 3 g。

两服,水煎服, 一日一服,内服。

药费:××　　　　医师:×××

调配:×××　　　　发药:×××

审核:××　　　　核对:×××

工作流程与活动

活动名称及课时分配见表 4-1。

表 4-1　活动名称及课时分配

活动序号	活动名称	课时安排	备注
1	获取任务	2	
2	资料收集	6	
3	制定方案	2	
4	实施	4	
5	总结与拓展	4	

活动一 获取任务:处方审核案例

学习目标

1. 能描述任务书要求。
2. 能明确处方审核的意义。
3. 能明确处方审核的内容。

学习过程

一、教师下达任务书

任务书见表4-2。

表4-2 任务书

项目	处方审核
任务名称	审核情景案例中的处方
任务目标	1. 能明确处方审核的意义 2. 能明确处方审核的内容
小组成员	
具体任务	1. 审核情景案例中的处方,回答相关问题 2. 小组讨论,明确处方审核的意义 3. 查询相关资料,明确处方审核的内容
任务实施要求	1. 小组成员讨论、分工协作共同完成任务 2. 完成任务过程中小组成员必须遵守课堂纪律 3. 完成任务后小组须认真总结和归纳

二、审核情景案例中的处方，回答相关问题

1. 根据情景案例分析审核处方的意义。

2. 以上处方案例中罂粟壳属于哪一类药？调剂时应怎么处理？

3. 以上处方案例中二冬、猪茯苓指的是什么药？

4. 以上处方案例中国老指的是什么药？

三、小组讨论处方审核的意义

以小组为单位,展开“头脑风暴”,小组比赛,看哪组回答得既全面又准确。

四、处方审核的内容

查询相关资料,明确处方审核的内容。

活动二　资料收集：处方审核资料准备

学习目标

1. 能使用工具书快速准确地收集处方审核相关资料。
2. 能准确描述中药处方的概念、分类、结构及管理规定。
3. 能准确描述处方审核的具体内容。

学习过程

一、收集中药处方相关知识

（一）中药处方的概念

简述中药处方的概念。

（二）中药处方的意义

简述中药处方的意义。

（三）中药处方的类型

简述中药处方的类型。

（四）处方的格式及书写要求

1. 中药处方的格式：《处方管理办法》规定处方格式由省、自治区、直辖市卫生行政部门统一制定，处方由医疗机构按照规定的标准和格式印制。因此，各省（区、市）的处方样式并不相同，但依据国家中医药管理局2010年制定的《中药处方格式及书写规范》要求，中药处方格式应包含以下内容。

（1）________：主要包括________和________两方面的内容。

1）________：包括医疗机构名称、费别、患者姓名、性别、年龄、门诊或住院病历号、科别或病区和床位号等，可添列特殊要求的项目。

2）________：包括病名和证型（病名不明确的可不写病名），应填写清晰、完整，并与病历记载相一致。

（2）________：是处方的重要部分，处方正文以________或________标示（________或________是拉丁文Recipe"请取"的缩写）。中药饮片处方包括药味名称、剂量、剂数、用法、用量等，中成药处方包括药名、数量、剂型、规格、用量、用法。

（3）________：主要包括________和________、________，________和（或）加盖专用签章。

2. 中药饮片处方的书写要求：依据《中药处方格式及书写规范》要求，中药饮片处方的书写，应当遵循以下要求，应当体现________的特点要求。

（1）名称应当按《________》（以下简称《中国药典》）规定准确使用，《中国药典》没有规定的应当按照本省（区、市）或本单位中药饮片处方用名与调剂给付的规定书写。

（2）剂量使用法定剂量单位，用阿拉伯数字书写，原则上应当以________为单位。

（3）调剂、煎煮的特殊要求注明在药品________，并加括号，如打碎、先煎、后下等。

(4)对饮片的产地、炮制有特殊要求的,应当在药品名称________写明。

(5)根据整张处方中药味多少选择每行排列的药味数,原则上要求横排及上下排列整齐。

(6)中药饮片用法用量应当符合《中国药典》规定,无________,有配伍禁忌和超剂量使用时,应当在药名上方再次签名。

(7)中药饮片剂数应当以________为单位。

(8)处方用法、用量紧随剂数之后,包括每日剂量、采用剂型(________)、每剂分几次服用、用药方法(________等)、服用要求(________等)等内容,例如:每日1剂,水煎400 mL,分早晚2次空腹温服。

(9)按毒、麻药品管理的中药饮片的使用应当严格遵守有关法律、法规和规章的规定。

(五)中药饮片处方调剂与管理的规定

《________》有关中药饮片处方调剂与管理的内容主要有:

1. 药物名称和使用剂量应以现行版《中国药典》及药品监督管理部门颁发的药品标准为准。

2. 用药必须超过剂量时,医师应在剂量旁重新________以示负责。

3. 除处方医师外,其他人员不得________,如遇缺药或其他特殊情况需要修改处方时,要交处方医师修改,并在修改处________后才能调配。

4. 处方开具________有效,特殊情况下需延长有效期的,由开具处方的医师注明________,但有效期最长不得超过________d,超过期限需经处方医师更改日期,重新签字后方可调配。

5. 处方一般不得超过________d用量;急诊处方一般不得超过________d用量;对于某些慢性病、老年病或特殊情况,处方用量可适当延长,但处方医师应当注明理由。

6. 含毒、麻中药处方,除写清一般处方全部内容外,处方中的有关内容应________。

7. 一般药品的处方留存________年,含毒性中药的处方留存________年,含麻醉中药的处方留存________年备查。处方留存期满后登记,由单位负责人批准销毁。

8. 贵重中药处方应每天按不同品种分类登记统计销量,以便掌握库存。

9. 医师利用计算机开具、传递普通处方时,应当同时打印出纸质处方,其格式与手写处方一致;打印的纸质处方经签名或者加盖签章后有效。药师核发药品时,应当核对打印的纸质处方,无误后发给药品,并将打印的纸质处方与计算机传递处方同时收存备查。

二、收集处方审核相关内容

审方是调剂工作的关键环节,计价、调配、复核人员都负有审方的责任。当工作人员接到处方后均要进行全面审阅,不仅要检查核对药味是否配齐,了解医师用药意图和对调剂的要求,还要监督医师的工作,帮医师把关。如果发现处方有失误,就不能照方调剂。审方主要包括以下内容。

(一)审核中药名称

中药饮片品种繁多,且历代文献记载有所不同,地区用药习惯也存在差异,常出现________、________、________等现象。中药饮片处方中的名称包括中药正名________、________、________等,因此中药调剂人员必须掌握中药饮片的通用名称,并注意了解药品名称的变化政策,做到正确的处方应付,避免调配时出现不应有的误解。

1. 中药饮片的正名:中药饮片正名是中药的规范化名称,是以《____________》一部、________或炮制规范为依据,以历代本草文献为参考。多数中药饮片正名只有一个,即一药一名,如大黄、金银花、甘草、当归等。

2. 中药饮片的别名,如:

全虫:________	元参:________	大王:________
勾丁:________	二花:________	上甲:________
下甲:________	甲片:________	国老:________
大腹子:________	黄花地丁:________	大力子:________

具体中药饮片别名见知识链接。

3. 中药饮片的并开药名:中药饮片并开药名是指将两种或两种以上________或有________的药物名称缩写成一个名称,也称为“合写”。是一种习惯写法,如赤芍、白芍合写成________。生地黄、熟地黄合写成________或________。调剂人员应掌握常用中药饮片并开药名,在审药名时,注意查看处方中有无并开药名,并根据处方书写准确计价与调配。

如焦三仙30 g,即________、________、________;赤白芍各10 g,即________、________。

4. 中药处方应付：中药处方应付是指调剂人员根据________和________调配中药处方。各地区由于历史用药习惯和多年积累的丰富经验，形成了本地区的一套处方给药规律，即________，使医师和调剂人员对处方名称和给付的不同炮制品种达成共识，在处方中无须注明炮制规格，调剂人员即可按医师处方用药意图给药。常见的处方应付实例如下：

（1）处方直接写药名，需调配清炒品，如________等，业内有"逢子必炒"之说。

（2）处方直接写药名，需调配麸炒品，如________等。

（3）处方直接写药名，需调配烫制品，如________等。

（4）处方直接写药名，需调配炮制品，如________等。

（5）处方直接写药名，需调配蜜炙品，如________等。

（6）处方直接写药名，需调配醋炙品，如________等。

（7）处方直接写药名，需调配酒炙品，如________等。

（8）处方直接写药名，需调配盐炙品，如________等。

（9）处方直接写药名，需调配煅制品，如________等。

（10）处方直接写药名，需调配炭制品，如________等。

5. 审药名时需要注意的其他问题：①字迹不清；②药名涂改；③错写药名；④药名重复。

（二）审核中药的用药禁忌

1. 审配伍禁忌

（1）十八反

1）乌头类药物（________）不宜与半夏（包括____________）、瓜蒌（包括____________）、贝母（包括____________）、白蔹、白及同用。

2）甘草不宜与________同用。

3）藜芦不宜与诸参（________）、细辛、赤芍、白芍同用。

（2）十九畏

1）硫黄、三棱不宜与________同用。

2）狼毒不宜与________同用。

3）巴豆、巴豆霜不宜与________同用。

4）丁香不宜与________同用。

5）五灵脂不宜与________同用。

6）肉桂不宜与________同用。

对有配伍禁忌的处方应当拒绝调配。必要时,经处方医师更正或重新签字方可调配(医师签字应在配伍禁忌药名处)。调配后,原处方留存药店2年。

2.审妊娠禁忌

(1)妊娠禁用药:________________________________。

(2)妊娠忌服药:________________________________。

(3)妊娠慎用药:________________________________。

(三)审核毒、麻中药

1.毒性中药的使用

(1)毒性中药的范围:《医疗用毒性药品管理办法》所列毒性中药共28种,即砒石(红砒、白砒)、砒霜、水银、生马钱子、生川乌、生草乌、生白附子、生附子、生半夏、生天南星、生巴豆、斑蝥、青娘虫、红娘虫、生甘遂、生狼毒、生藤黄、生千金子、生天仙子、羊踯躅、雪上一枝蒿、红升丹、白降丹、蟾酥、洋金花、红粉、轻粉、雄黄。

毒性中药的用法用量见知识链接。

(2)毒性中药的使用管理

1)医药单位或零售经营毒性中药的单位调配毒性药品,必须凭________的正式处方或________正式处方,方可发售。

2)在调配毒性中药处方时,调配人员必须________。

3)毒性中药必须________,并注明________,遵医嘱写明________,再经复核人核对无误并签名后,方可发出。

4)对处方未注明"________"的毒性中药,配方时均应付________。发现处方有疑问时,须经原处方医师重新签名后,方可调配。

5)每剂处方用量不得超过药品标准所规定的常用最高限量,一般为每次不得超过________d极量。

6)毒性中药处方为________色,需要保留________年。

(3)毒性中药的保管:毒性中药必须建立"五专"保管制度,即________、________、________、________、________。

2.麻醉中药的使用　麻醉药品是指对中枢神经有麻醉作用,连续使用后易产生生理依赖性、能形成瘾癖的药品。______是唯一的一个中药麻醉药品,在使用时应注意:

(1)必须根据医疗、教学和科研的需要,有计划地使用。

(2)每张处方不超过________d 常用量(________g/d),即总共不超过________。

(3)不得________,必须混入群药,防止变相套购。

(4)连续使用不得超过________d,处方保留________年。

(5)孕妇、儿童禁用,运动员慎用。

(四)审核处方中需特殊煎煮的中药

1. 先煎。
2. 后下。
3. 包煎。
4. 烊化。
5. 冲服。

(五)审核中药饮片处方的其他内容

1. 审药物缺味。
2. 审剂量(超剂量用药、剂量字迹不清、漏写剂量、剂量涂改)。
3. 审剂型(丸剂、膏剂、散剂)。
4. 审用法(温服、顿服)。
5. 审处方前记和后记。

活动三 制定方案:处方审核操作方案

学习目标

1. 能够按照处方结构,准确制定中药处方案例。
2. 能够准确制定审方操作的方案。

学习过程

一、制定中药处方案例

1. 中药处方案例见情景案例。
2. 根据中药处方结构,以小组为单位编写需要审核的中药处方。

二、制定审方操作方案

1. 小组之间互相交换编写的处方进行审核。

2. 审核内容包括配伍禁忌、妊娠禁忌、中药别名、并开药名、毒性中药超剂量。

3. 参考处方见表4-3。

表4-3 参考处方

序号	处方内容
处方1	党参9 g、茯苓9 g、枳实6 g、白芍10 g、二乌24 g、川军3 g、陈皮6 g、瓜蒌6 g、沙参6 g、甘草6 g
处方2	黄芩10 g、白芷10 g、石膏15 g、金铃子10 g、醋甘遂6 g、茯苓10 g、二术20 g、生白芍10 g、甘草6 g
处方3	天花粉9 g、赤白芍24 g、豆蔻9 g、金银花12 g、川贝母9 g、附子18 g、丹参10 g、甘草6 g
处方4	白术18 g、云苓12 g、半夏6 g、枳壳实20 g、醋芫花15 g、砂仁6 g、陈皮6 g、甘草6 g
处方5	女贞子20 g、肉桂9 g、玉片10 g、牛膝12 g、马钱子1 g、石膏30 g、赤石脂12 g、炒三仙30 g
处方6	白鲜皮10 g、半夏9 g、金银花10 g、防风9 g、山槐根10 g、白芷15 g、苍白术20 g、砒石0.9 g、制川乌6 g、甘草3 g

活动四 实施：审核中药处方

学习目标

1. 能够在规定时间内做好操作前的准备工作。
2. 能在规定时间内正确实施审方操作。

学习过程

1. 工作人员准备
(1)仪表端庄、工装整洁、头发挽起、指甲干净。
(2)相关知识准备充分。
(3)检查工具、药材、设备等情况。
2. 物品准备见表4-4。

表4-4　物品准备单

<table>
<tr><th colspan="2">工具名称</th><th colspan="2">数量</th><th>准备内容</th><th>准备情况</th><th>备注</th></tr>
<tr><td colspan="2">1. 处方案例</td><td colspan="2"></td><td>检查完好</td><td></td><td></td></tr>
<tr><td colspan="2">2. 处方审核评价表</td><td colspan="2"></td><td>检查完好</td><td></td><td></td></tr>
<tr><td colspan="2">3. 笔</td><td colspan="2"></td><td>检查完好</td><td></td><td></td></tr>
<tr><td colspan="2">4. 本</td><td colspan="2"></td><td>检查完好</td><td></td><td></td></tr>
<tr><td colspan="2">共计</td><td colspan="2"></td><td></td><td></td><td></td></tr>
<tr><td>领取小组</td><td colspan="2"></td><td>领取人</td><td></td><td>领取日期</td><td></td></tr>
</table>

注：上述工具按要求准备好的在准备情况一栏打"√"。

3. 实施审方操作：学生以小组为单位，互相交换所制定的处方，对此进行审核并讲解；教师对此进行效果评价(表4-5)。

表 4-5　审方操作效果评价

考核内容	技能要求	分值	得分
处方	中药别名	10	
	并开药名	10	
	配伍禁忌	10	
	妊娠禁忌	10	
	毒性中药超剂量	10	
总分		100	

活动五 总结与拓展:处方审核操作

学习目标

1. 能够对审方操作效果进行总结。
2. 能独立完成同类任务扩展练习。

学习过程

一、总结工作任务

1. 回顾工作过程

要求:正确认识、理解并记录工作流程并对工作中的细节进行描述。

2. 关键技术强化

要求:依照所学内容及教学工具书对难点、重点内容进行练习强化,巩固提升职业能力。

组织方式:在教师的组织下,开展同类任务的技能比赛。

二、同类任务扩展练习

1. 要求:按各活动环节流程和标准要求完成类似任务。
2. 综合作业:练习处方(表4-6)。

表4-6 练习处方

序号	处方内容
处方1	熟地黄12 g、山药10 g、山茱萸12 g、芡实15 g、龙牡30 g、玄参12 g、金樱子9 g、藜芦18 g、泽泻9 g、牡丹皮9 g、潼蒺藜12 g
处方2	山药12 g、白术12 g、陈皮9 g、丁香9 g、杏仁9 g、二母20 g、麦冬12 g、罂粟壳9 g、郁金9 g、黄草9 g
处方3	梭术20 g、冰片2 g、芒硝15 g、朱砂1 g、栀子10 g、黄芩10 g、黄连10 g、硫黄3 g、连翘15 g、甘草5 g

三、评价

考核评价见表4-7。

表4-7 考核评价

项次	项目要求		配分	评分细则	自评得分	小组评价	教师评价
1.素养（40分）	纪律情况（15分）	按时到岗，不早退	5	违反规定，每次扣5分			
		积极思考，回答问题	5	根据上课统计情况得1~5分			
		三有一无（有本、笔、书，无手机）	5	违反规定每项扣3分			
		执行教师命令	0	此为否定项，违规酌情扣10~100分，违反校规按校规处理			
	职业道德（10分）	能与他人合作	3	不符合要求不得分			
		主动帮助同学	3	能主动帮助同学得3分，被动得1分			
		追求完美	4	对工作精益求精且效果明显得4分，对工作认真得3分，其余不得分			
	5S（10分）	桌面、地面整洁	5	自己的工位桌面、地面整洁无杂物得5分，不合格不得分			
		物品定置管理	5	按定置要求放置得5分，其余不得分			
	快速阅读能力（5分）		5	能快速准确明确任务要求并清晰表达得5分，能主动沟通在指导后达标得3分，其余不得分			

续表 4-7

项次	项目要求		配分	评分细则	自评得分	小组评价	教师评价
2. 职业能力(40 分)	收集中药处方相关知识(7 分)	能够正确描述中药处方的概念、分类、结构	7	能全部掌握得 7 分,部分掌握得 3 ~5 分,不清楚不得分			
	收集中药别名与并开药名(7 分)	正确描述中药的别名与并开药名应付常规	7	能全部掌握得 7 分,部分掌握得 3 ~5 分,不清楚不得分			
	中药的用药禁忌(7 分)	正确描述中药配伍禁忌及妊娠禁忌	7	能全部掌握得 7 分,部分掌握得 3 ~5 分,不清楚不得分			
	毒性中药的使用管理(7 分)	正确描述 28 种毒性中药,并正确描述毒性中药的使用管理	7	能全部掌握得 7 分,部分掌握得 3 ~5 分,不清楚不得分			
	麻醉中药的使用管理(7 分)	正确描述麻醉中药的使用管理	7	能全部掌握得 7 分,部分掌握得 3 ~5 分,不清楚不得分			
	审核处方(5 分)	能够正确审核处方	5	能全部总结并提炼得 5 分,部分总结并提炼得 2 ~4 分,不总结并提炼不得分			
3. 工作页完成情况(20 分)	按时完成工作页(20 分)	及时提交	5	按时提交得 5 分,迟交不得分			
		内容完成程度	5	按完成情况分别得 1 ~5 分			
		回答准确率	5	视准确率情况分别得 1 ~5 分			
		有独到的见解	5	视见解程度分别得 1 ~5 分			
总分							
加权平均(自评 20%,小组评价 30%,教师评价 50%)							
教师评价签字:				组长签字:			
请你根据以上打分情况,对本任务中的工作和学习状态进行总体评述(从素养的自我提升方面、职业能力的提升方面进行评述,分析自己的不足之处,描述对不足之处的改进措施):							
教师指导意见:							

知识链接

审方操作

中药饮片调剂按工作流程分为审方、计价、调配、复核、发药5个环节。审方、计价是调配前的准备，调配是中药饮片调剂的主要内容，复核是确保用药安全的关键，发药是药物到患者手中的最后一环，这是一个不可分割的连续过程。

审方是调剂工作的第一个关键环节。调剂人员不仅要对处方医师负责，更要对患者用药安全有效负责，因此对处方所写各项内容必须详细审阅，只有确认处方书写清楚、完整准确，才能进行计价和调配，以免发生差错。

为审方所需，下面分别介绍常用中药正名与别名的对照(表4-8)、常用中药饮片并开药名与调配应付(表4-9)及毒性中药材(表4-10)。

表4-8 常用中药正名与别名对照表

正名	别名
艾叶	艾蒿、祁艾、蕲艾
八角茴香	大料、大茴、大茴香、八角、舶茴香
白术	于术、冬术、于潜白术、杭白术
白芷	杭白芷、香白芷、川白芷、祁白芷
白果	银杏核、公孙树子
白附子	禹白附、鸡心白附子、独角莲
北沙参	莱阳参、海沙参、辽沙参、东沙参、北条参
鳖甲	别甲、上甲、团鱼盖
槟榔	玉片、大腹子、大白、海南子、榔玉、宾门
补骨脂	破故纸、故子、黑故纸
苍术	茅苍术、赤术
柴胡	硬柴胡、香柴胡、南柴胡、北柴胡
蝉蜕	蝉衣、虫衣、虫蜕、知了皮

续表 4–8

正名	别名
赤小豆	红豆、野赤豆
茺蔚子	益母草子、坤草子
川贝母	川贝、松贝、青贝、炉贝、尖贝、米贝、珍珠贝、虎皮贝
穿山甲	甲片、甲珠、山甲、炮山甲
穿心莲	一见喜、斩蛇剑、榄核莲
大腹皮	槟榔皮、槟榔衣、大腹毛
大黄	川大黄、川军、西大黄、西军、生军、锦纹、西庄、西吉
丹参	紫丹参、血丹参、川丹参、赤参
当归	全当归、归尾、秦归、云归、西当归、岷归
地骨皮	杞根、枸杞根皮
附子	川附片、淡附片、炮附子、黑顺片、白附片
甘草	粉甘草、皮草、国老、甜草根、蜜草、炙草
钩藤	大钩丁、双钩藤、勾丁
骨碎补	申姜、毛姜、猴姜
龟甲	下甲、龟板、玄武板
红参	高丽参、边条参、别直参
厚朴	川朴、温朴、筒朴、重皮、赤朴、油朴、紫油朴
黄柏	川黄柏、川柏
黄连	川连、鸡爪连、味连、雅连
金钱草	神仙对坐草、四川大金钱草、过路黄
金银花	二花、双花、忍冬花、密银花、东银花
卷柏	还魂草、还阳草
莱菔子	卜子、萝卜子、萝白子
牛蒡子	大力子、牛子、恶实、鼠粘子、关大力
蒲公英	公英、黄花地丁、婆婆丁
牵牛子	黑丑、白丑、二丑
人参	园参、生晒参、白参、吉林参
肉苁蓉	大芸、寸芸、苁蓉、淡大芸
肉桂	玉桂、牡桂、菌桂、筒桂、企边桂
沙苑子	潼蒺藜、沙苑蒺藜
麝香	脐香、元寸、寸香、当门子

续表 4–8

正名	别名
太子参	孩儿参、童参、米参、儿参
仙鹤草	脱力草、龙牙草
玄参	元参
延胡索	元胡、玄胡索、延胡
益母草	坤草、茺蔚、益母蒿
淫羊藿	仙灵脾、羊藿
浙贝母	大贝、珠贝、元宝贝

表 4–9　常用中药饮片并开药名与调配应付

处方并开药名	调配应付
二冬、二门冬	天门冬、麦门冬
二术、苍白术	苍术、白术
二母、知贝母	知母、浙贝母
二地、生熟地	生地黄、熟地黄
二活、羌独活	羌活、独活
赤杭芍、杭赤芍、白赤芍、赤白芍、二芍	赤芍、白芍
知柏	知母、黄柏
盐知柏、炒知柏	盐知母、盐黄柏
酒知柏	酒知母、酒黄柏
生熟大黄	生大黄、熟大黄
川草乌、二乌	制川乌、制草乌
莪棱、棱术	三棱、莪术
南北沙参	南沙参、北沙参
芦茅根、茅芦根	芦根、白茅根
二蒺藜、潼白蒺藜	白蒺藜、沙苑子
全紫苏	苏叶、苏梗、苏子
冬瓜皮子	冬瓜皮、冬瓜子
谷麦芽	炒谷芽、炒麦芽
生熟麦芽	生麦芽、炒麦芽
生熟谷芽	生谷芽、炒谷芽

续表 4-9

处方并开药名	调配应付
生熟稻芽	生稻芽、炒稻芽
生熟薏苡仁、生炒薏苡仁	生薏苡仁、炒薏苡仁
青陈皮	青皮、陈皮
腹皮子	大腹皮、生槟榔
桃杏仁	桃仁、杏仁
砂蔻仁	砂仁、豆蔻仁
荆防	荆芥、防风
全荆芥	荆芥、荆芥穗
霍苏梗	广藿香梗、紫苏梗
生炒蒲黄	生蒲黄、炒蒲黄
二风藤、青海风藤	青风藤、海风藤
桑枝叶	桑枝、桑叶
乳没	炙乳香、炙没药
二决明	生石决明、炒决明子
生龙牡	生龙骨、生牡蛎
龙牡	煅龙骨、煅牡蛎
焦三仙	焦神曲、焦麦芽、焦山楂
焦四仙	焦神曲、焦麦芽、焦山楂、焦槟榔
猪茯苓	猪苓、茯苓

表 4-10 毒性中药材汇总

分类	品名	用法用量
大毒类毒性中药	川乌	一般炮制后使用
	马钱子	0.3~0.6 g,不宜生用
	巴豆	巴豆霜 0.1~0.3 g,多入丸散
	红粉	只可外用,不可内服
	草乌	同川乌
	斑蝥	0.03~0.06 g,炮制后使用
	天仙子	0.06~0.6 g,心脏病、心动过速忌用
	羊踯躅	0.6~1.5 g,浸酒或入丸散

续表 4-10

分类	品名	用法用量
小毒类毒性中药	丁公藤	3~6 g,用于配制酒剂,内服或外搽
	九里香	6~12 g
	川楝子	5~10 g,外用适量,研末调涂
	土鳖虫	3~10 g
	大皂角	1.0~1.5 g,多入丸散用。外用适量,研末吹鼻取嚏或研末调敷患处
	小叶莲	3~9 g,多入丸散用
	飞扬草	6~9 g,外用适量,煎水洗
	水蛭	1~3 g
	北豆根	3~9 g
	艾叶	3~9 g,外用适量,供灸治或熏洗用
	地枫皮	6~9 g
	红大戟	1.5~3.0 g,入丸散服,每次1 g;内服醋制用。外用适量,生用
	两面针	5~10 g,外用适量,研末调敷或煎水洗患处
	吴茱萸	2~5 g,外用适量
	猪牙皂	1.0~1.5 g,多入丸散用。外用适量,研末吹鼻取嚏或研末调敷患处
	重楼	3~9 g,外用适量,研末调敷
	草乌叶	1.0~1.2 g多入丸散用
	鸦胆子	0.5~2.0 g,龙眼肉包裹或入胶囊吞服。外用适量
	急性子	3~5 g
	南鹤虱	3~9 g
	绵马贯众	5~10 g
	苦杏仁	5~10 g,生品入煎剂后下
	蒺藜	6~10 g
	蛇床子	3~10 g,外用适量,多煎汤熏洗

续表 4-10

分类	品名	用法用量
有毒类中药	三棵针	9~15 g
	土荆皮	外用适量,醋或酒浸涂擦,或研末调涂患处
	山豆根	3~6 g
	干漆	2~5 g
	木鳖子	0.9~1.2 g,外用适量,研末,用油或醋调涂患处
	仙茅	3~10 g
	白屈菜	9~18 g
	白果	5~10 g
	全蝎	3~6 g
	朱砂	0.1~0.5 g,多入丸散,不宜入煎剂。外用适量
	两头尖	1~3 g,外用适量
	芫花	1.5~3.0 g,醋芫花研末吞服,每次0.6~0.9 g,每日1次。外用适量
	京大戟	1.5~3.0 g,入丸散服,每次1 g内服醋制用。外用适量,生用
	制川乌	1.5~3.0 g,先煎久煎
	制天南星	3~9 g
	制草乌	1.5~3 g,宜先煎久煎
	苦楝皮	3~6 g,外用适量,研末,用猪脂调敷患处
	金钱白花蛇	2~5 g,研粉吞服,1.0~1.5 g
	苍耳子	3~10 g
	牵牛子	3~6 g,入丸散服,每次1.5~3.0 g
	香加皮	3~6 g
	狼毒	熬膏外敷
	商陆	3~9 g,外用适量煎汤熏洗
	硫黄	外用适量,研末用油调涂敷患处。内服1.5~3.0 g
	蜈蚣	3~5 g
	罂粟壳	3~6 g
	蕲蛇	3~9 g,研末吞服

任务五　计价与收费操作

学习目标

1. 能够描述计算中药饮片处方价格的方法和要求。
2. 能够解决贵细药的计价问题。
3. 能够解决不同规格药品的计价问题。
4. 能够正确使用计算器或计算机准确计算中药饮片处方的价格。
5. 能够培养细心、耐心的工作品格和严谨的工作态度。

建议课时

12 课时。

情景案例

某药店坐堂医崔医生接诊了一名患者，具体情况如下。

李某，男，20 岁，学生。初诊：昨天下午因受凉于今晨 7 点左右突发高热，伴头痛，微恶寒，鼻塞，流浊涕，咽痛。T 39.1 ℃，舌红、苔薄黄，脉浮数。

经过辨证，中医诊断为感冒（风热表证）。

处方：连翘 15 g，金银花 15 g，桔梗 6 g，薄荷 6 g，淡竹叶 4 g，荆芥穗 4 g，淡豆豉 5 g，牛蒡子 6 g，生甘草 5 g。3 剂，每日煎服 1 剂，早晚各 1 次。

你作为该药店的计价与收费人员，请严格按照操作流程进行计价与收费操作。

工作流程与活动

活动名称及课时分配见表 5-1。

表 5-1　活动名称及课时分配

活动序号	活动名称	课时安排	备注
1	获取任务	2	
2	资料收集	2	
3	制定方案	2	
4	实施	4	
5	总结与拓展	2	

活动一　获取任务：计价与收费案例

学习目标

1. 能描述任务书要求。
2. 能明确计价与收费操作的意义。
3. 能明确计价与收费操作的流程。

学习过程

一、教师下达任务书

任务书见表5-2。

表5-2　任务书

项目	计价与收费操作
任务名称	对情景案例中的处方进行计价与收费操作
任务目标	1. 能明确计价与收费操作的意义 2. 能明确计价与收费操作的流程
小组成员	
具体任务	1. 对情景案例中的处方进行计价与收费 2. 查询相关资料，明确计价与收费操作的流程 3. 情景模拟计价与收费操作过程
任务实施要求	1. 小组成员讨论、分工协作共同完成任务 2. 完成任务过程中小组成员必须遵守课堂纪律 3. 完成任务后小组须认真总结和归纳

二、对情景案例中的处方，进行计价与收费

1. 查询相关中药饮片的单价。

2. 查询相关资料，明确计价与收费操作的流程。

3. 对情景案例中的处方，进行计价与收费。

三、情景模拟

模拟计价与收费操作过程。

活动二 资料收集:计价与收费资料准备

学习目标

1. 能使用工具书,快速准确地收集资料。
2. 能准确描述中药饮片处方计价的方法。
3. 能准确描述计价与收费操作的常规要求。

学习过程

一、收集中药饮片处方计价的方法

中药饮片处方的计价是由________按照处方中的药味计算,得出每张处方的总金额,并填写在处方药价处,根据计价结果进行________________。计价的准确度关系到医疗机构的________与患者的________,因此计价员必须执行物价管理规定的中药饮片现行零售价格______,不得任意________。同时熟练掌握________技能,以便快速准确地完成计价工作。

(一)计价方法

1. 汤剂计价方法

(1)计算________:按照中药饮片处方,将每味药剂量乘以相应的单价,得出每味药价。

即:药价/味=________×________

(2)计算________:将处方中每味药的价格________,得出每剂药价。

即:药价/剂=Σ________(Σ为求和符号,指各味药价相加求和)

(3)计算________:将每剂药的价格剂数,得出每张汤剂处方的总价。

即:处方药价=________×________

2. 散剂计价方法:散剂计价方法是在汤剂价格的基数上增收加工费,计算方法分为3步进行。

(1)算出________。

(2)________重量加工费×________总重量=总加工费。

(3)________+________=散剂价。

其他如丸、膏等剂型的价格计算方法，也是在汤剂价格的基数上，分别增收加工费、辅助材料费或燃料费等。

计价员准确计价后，需用________在处方上将每剂药的单价、剂数、总金额等内容填写完整，收费并将交费与取药凭证交予患者。

有代煎汤剂或临方制剂加工情况时，计价员需提示患者办理代煎手续或定配单。

(二)计算机计价方法

通常各医疗机构和药品经营企业已将中药饮片名称、规格、产地、单价、数量及运算程序录入电脑，计价员需掌握________、________等知识，并有熟练的________操作技能，就能准确快速地完成计价工作。

1. 录入________：计价员打开处方计价系统，将处方中________正确输入计算机相应位置。若同一药品名称有不同规格时，需与患者及调剂员沟通，以便确定要给付的中药饮片价格。

2. 录入________：计价员将处方中药名所对应的________正确输入计算机相应位置。中药饮片的剂量以________为单位，个别饮片以"________""________"为单位，计价时需注意中药饮片的剂量单位。目前中药饮片计价有以"元/10 g"或"元/g"两种形式，需注意其计价单位，以防出错。

3. 录入________：计价员将处方剂数正确输入计算机相应位置，按照已设置好的运算程序，计算机将自动计算出总金额。

通常医疗机构和药品经营企业的计价部门完成计价工作后，会出具统一的________交予患者，以供患者留存与取药使用。该收据内容主要包括________、________、________、________、________、________等。

二、收集中药饮片处方计价的常规要求

1. 按照________的价格计价，不得任意________，做到计价准确无误。

2. 每味药价的尾数不得________，每剂药价的尾数按四舍五入的规定计算到________，误差小于________元/剂。

3. 要注意剂数、新调价、自费药品等项内容。处方中药味若有不同规格

或细料贵重药品，应在药名的顶部注明单价，俗称“________”，以免调配时错付规格。处方中若有自费药品，应通知患者，并在收据中注明自费字样。自费中药饮片品种参考表5-3。

表5-3　国家基本医疗保险药品目录
——中药饮片及药材

类别	名称
单味或复方均不支付费用的中药饮片及药材	白糖参、朝鲜红参、玳瑁、冬虫夏草、蜂蜜、蛤蚧、狗宝、海龙、海马、红参、猴枣、琥珀、灵芝、羚羊角尖粉、鹿茸、马宝、玛瑙、牛黄、珊瑚、麝香、西红花、西洋参、血竭、燕窝、野山参、移山参、珍珠（粉）、紫河车
	各种动物脏器（鸡内金除外）和胎、鞭、尾、筋、骨
单味使用不予支付费用的中药饮片及药材	阿胶、阿胶珠、八角茴香、白果、白芷、百合、鳖甲、鳖甲胶、薄荷、莱菔子、陈皮、赤小豆、川贝母、代代花、淡豆豉、淡竹叶、当归、党参、刀豆、丁香、榧子、佛手、茯苓、蝮蛇、甘草、高良姜、葛根、枸杞子、龟甲、龟甲胶、广藿香、何首乌、荷叶、黑芝麻、红花、胡椒、花椒、黄芥子、黄芪、火麻仁、核桃仁、胡桃仁、姜（生姜、干姜）、金钱白花蛇、金银花、橘红、菊花、菊苣、决明子、昆布、莲子、芦荟、鹿角胶、绿豆、罗汉果、龙眼肉、马齿苋、麦芽、牡蛎、南瓜子、胖大海、蒲公英、蕲蛇、芡实、青果、全蝎、肉苁蓉、肉豆蔻、肉桂、山楂、桑椹、桑叶、沙棘、砂仁、山药、生晒参、石斛、酸枣仁、天麻、甜杏仁、乌梅、乌梢蛇、鲜白茅根、鲜芦根、香薷、香橼、小茴香、薤白、饴糖、益智仁、薏苡仁、罂粟壳、余甘子、鱼腥草、玉竹、郁李仁、枣（大枣、酸枣、黑枣）、栀子、紫苏

注：本目录所列药品均包括生药及炮制后的药材及饮片。

4. 要注意处方中的并开药名价格，其单味药剂量按总量的平均值计算，再乘以其单价。如二活20 g应付________。

5. 原方复配时，应重新核算价格，不得________，因药价或饮片等级可能有变动。

6. 开票收款时必须写明________、________、________、________，________写要相符，收找款唱收唱付。

7. 签字使用________、签字笔或圆珠笔，不可使用________。

中药计量单位的换算

为了统一我国的计量工作,国务院指示从1979年1月起,全国启用米制作为用药计量单位,即用"克(g)""毫克(mg)""升(L)""毫升(mL)"。其中规定"中药计量单位的换算,按十两为一斤的市制的一钱等于5 g,十六两为一斤的市制的一钱等于3 g,尾数不计",详见表5-4中药计量单位换算。

表5-4 中药计量单位换算

十六进位制	公制	十进位制	公制
1斤=16两	500 g	1斤=10两	500 g
1两=10钱	31.25 g	1两=10钱	50 g
1钱=10分	3.125 g	1钱=10分	5 g
1分=10厘	0.312 5 g	1分=10厘	0.5 g

活动三 制定方案:计价与收费操作方案

学习目标

1. 能查询相关资料,制定中药饮片市场销售价格表。
2. 能快速准确制定计价与收费操作方案。

学习过程

一、制定中药饮片参考价格表

准确收集2019年中药饮片市场销售价格(表5-5)。

表5-5 中药饮片市场价格

序号	药品名称	价格/(元/g)	序号	药品名称	价格/(元/g)
1	白芍		15	防风	
2	白术		16	山药	
3	板蓝根		17	防己	
4	薄荷		18	佛手	
5	苍术		19	人参	
6	柴胡		20	甘草	
7	陈皮		21	枸杞子	
8	赤芍		22	瓜蒌	
9	熟地黄		23	何首乌	
10	川芎		24	红花	
11	大黄		25	黄芪	
12	丹参		26	黄芩	
13	当归		27	鸡内金	
14	党参		28	鸡血藤	

续表 5-5

序号	药品名称	价格/(元/g)	序号	药品名称	价格/(元/g)
29	姜半夏		35	灵芝	
30	金银花		36	麦冬	
31	黄柏		37	牡丹皮	
32	黄连		38	山茱萸	
34	菊花		39	茯苓	
33	桔梗		40	知母	

二、制定计价与收费操作方案

1. 根据表 5-5 中药饮片市场价格制定 6 个处方，以供计价(表 5-6)。

表 5-6　处方计价

序号	处方内容	剂数	单价	总价
处方一	熟地黄 24 g，山药 12 g，山茱萸 12 g，茯苓 9 g，泽泻 9 g，牡丹皮 9 g	3 剂		
处方二				
处方三				
处方四				
处方五				
处方六				

2. 以小组为单位编写处方，小组之间互相交换，进行计价。

活动四 实施:对中药处方进行计价与收费

学习目标

1. 能在规定时间内正确领取物品,做好准备前工作。
2. 能在规定时间内正确实施计价与收费操作。

学习过程

1. 工作人员准备
(1)仪表端庄、工装整洁、头发挽起、指甲干净。
(2)相关知识准备充分。
(3)检查工具、药材、设备等情况。
2. 物品准备见表5-7。

表5-7 物品准备单

<table>
<tr><th colspan="2">工具名称</th><th colspan="2">数量</th><th>准备内容</th><th>准备情况</th><th>备注</th></tr>
<tr><td colspan="2">1. 处方</td><td colspan="2"></td><td>检查完好</td><td></td><td></td></tr>
<tr><td colspan="2">2. 计算器</td><td colspan="2"></td><td>检查完好</td><td></td><td></td></tr>
<tr><td colspan="2">3. 笔</td><td colspan="2"></td><td>检查完好</td><td></td><td></td></tr>
<tr><td colspan="2">4. 效果评价表</td><td colspan="2"></td><td>检查完好</td><td></td><td></td></tr>
<tr><td colspan="2">共计</td><td colspan="2"></td><td></td><td></td><td></td></tr>
<tr><td>领取小组</td><td colspan="2"></td><td>领取人</td><td></td><td>领取日期</td><td></td></tr>
</table>

注:上述工具按要求准备好的在准备情况一栏打"√"。

3. 实施计价与收费操作:学生以小组为单位,检查制定方案中的处方,对处方进行计价,并情景模拟中药饮片处方计价与收费的过程。教师对此进行效果评价(表5-8)。

表5-8 计价与收费操作效果评价

考核内容	技能要求	分值	得分
计算方法	每味药价等于用药剂量乘以单价(注:每味药价尾数不得进位或舍去)	10	
	每剂药价等于各味药价之和(注:每剂药价尾数按四舍五入到“分”)	10	
	处方药价等于每剂药价乘以剂数	10	
	并开药名中的单味药按总量的平均值计算	10	
常规要求	自费药价单列	10	
	不同规格或贵重药药价应在其药名的顶部注明	10	
	原方复配时应重新计价,不得随原价	10	
	计价时使用蓝色或黑色钢笔、圆珠笔	10	
	将单价、总价填写在处方相应位置	10	
准确度	计价准确无误,误差应少于0.05元/剂	10	
总分		100	

活动五 总结与拓展：计价与收费操作

学习目标

1. 能对计价与收费操作效果进行总结。
2. 能独立完成同类任务拓展练习。

学习过程

一、总结工作任务

1. 回顾工作过程

要求：正确认识、理解并记录工作流程并对工作中的细节进行描述。

2. 关键技术强化

要求：依照所学内容及教学工具书对难点、重点内容进行强化练习，巩固提升职业能力。

组织方式：在教师的组织下，开展同类任务的技能比赛。

二、同类任务扩展练习

1. 要求：按各活动环节流程和标准要求完成类似任务。

2. 综合作业：参照中药饮片价格表，用计算器准确计算下列处方的价格（表5-9）。

表5-9 处方计价作业

序号	处方内容	剂数	单价
处方一	柴胡 12 g，黄芩 9 g，党参 6 g，姜半夏 9 g，枳壳 10 g，甘草 5 g	3 剂	
处方二	黄芩 9 g，黄连 9 g，黄柏 9 g，大黄 6 g，栀子 6 g，金银花 6 g，连翘 6 g	5 剂	
处方三	党参 10 g，云苓 10 g，白术 10 g，薄荷 6 g，酸枣仁 6 g，灵芝 10 g，甘草 6 g	6 剂	

续表 5-9

序号	处方内容	剂数	单价
处方四	柴胡 12 g,陈皮 9 g,川芎 6 g,香附 6 g,薄荷 6 g,芍药 6 g,甘草 3 g,桃红 24 g,牛膝 9 g	3 剂	
处方五	枳壳 6 g,柴胡 3 g,桔梗 6 g,甘草 3 g,当归 12 g,生地黄 12 g,川芎 6 g,赤芍 6 g	2 剂	

三、评价

评价标准见表 5-10。

表 5-10　评价标准

项次	项目要求		配分	评分细则	自评得分	小组评价	教师评价
1. 素养（40 分）	纪律情况（15 分）	按时到岗,不早退	5	违反规定,每次扣 5 分			
		积极思考,回答问题	5	根据上课统计情况得 1 ~ 5 分			
		三有一无（有本、笔、书,无手机）	5	违反规定每项扣 3 分			
		执行教师命令	0	此为否定项,违规酌情扣 10 ~ 100 分,违反校规按校规处理			
	职业道德（10 分）	能与他人合作	3	不符合要求不得分			
		主动帮助同学	3	能主动帮助同学得 3 分,被动得 1 分			
		追求完美	4	对工作精益求精且效果明显得 4 分,对工作认真得 3 分,其余不得分			
	5S（10 分）	桌面、地面整洁	5	自己的工位桌面、地面整洁无杂物得 5 分,不合格不得分			
		物品定置管理	5	按定置要求放置得 5 分,其余不得分			
	快速阅读能力（5 分）		5	能快速准确明确任务要求并清晰表达得 5 分,能主动沟通在指导后达标得 3 分,其余不得分			

续表 5-10

项次	项目要求		配分	评分细则	自评得分	小组评价	教师评价
2. 职业能力（40 分）	收集中药饮片处方计价方法（7 分）	能够正确描述中药饮片处方计价方法	7	能全部掌握得 7 分，部分掌握得 3 ~ 5 分，不清楚不得分			
	收集计算机计价方法（7 分）	正确描述计算机计价方法	7	能全部掌握得 7 分，部分掌握得 3 ~ 5 分，不清楚不得分			
	收集计价常规要求（7 分）	正确描述计价的常规要求	7	能全部掌握得 7 分，部分掌握得 3 ~ 5 分，不清楚不得分			
	国家基本医疗保险药品目录（7 分）	正确描述单味或复方不予支付费用的中药饮片	7	能全部掌握得 7 分，部分掌握得 3 ~ 5 分，不清楚不得分			
	常用中药饮片的市场销售价格（7 分）	正确描述常用中药饮片的市场销售价格	7	能全部掌握得 7 分，部分掌握得 3 ~ 5 分，不清楚不得分			
	中药饮片处方计价与收费实施（5 分）	能够正确操作中药饮片处方计价与收费	5	能全部总结并提炼得 5 分，部分总结并提炼得 2 ~ 4 分，不总结并提炼不得分			
3. 工作页完成情况（20 分）	按时完成工作页（20 分）	及时提交	5	按时提交得 5 分，迟交不得分			
		内容完成程度	5	按完成情况分别得 1 ~ 5 分			
		回答准确率	5	视准确率情况分别得 1 ~ 5 分			
		有独到的见解	5	视见解程度分别得 1 ~ 5 分			
总分							
加权平均（自评 20%，小组评价 30%，教师评价 50%）							
教师评价签字：				组长签字：			

续表 5-10

项次	项目要求	配分	评分细则	自评得分	小组评价	教师评价
请你根据以上打分情况,对本任务中的工作和学习状态进行总体评述(从素养的自我提升方面、职业能力的提升方面进行评述,分析自己的不足之处,描述对不足之处的改进措施):						
教师指导意见:						

知识链接

计价与收费操作

药物计价是指按处方中的药味逐一计算得出每剂的总金额并填写在处方药价处,一般由收方者完成。药价涉及国家的物价政策,不得任意抬高药价,必须明码实价、计算准确无误。因此,不仅要熟悉经营品种的现行零售价及各种剂型的计算方法,而且还要具备熟练的运算技能,才能迅速而准确地完成此项任务。

一、计价原则

1. 严格执行国家规定的药品价格,随时注意更新调整过的药价,不得任意估价或改价。

2. 计价一定要准确,应注意帖(服)数,以免造成补费和退费现象。

3. 计算的金额要求书写清楚,以免造成不必要的麻烦。

4. 对分等级的药材,应注明等级或单价,以免调配时混淆。

二、计价注意事项

1. 计价时，每味药的价钱尾数不得进位或舍去，规定每一剂药价的尾数按四舍五入到“分”。单味药的药方，以一张处方药价的尾数四舍五入到“分”。

2. 凡分等级的品种，计价人员必须在药名上注明单价（顶码），以便再配时复核用。

3. 原方复配时，应重新核算价格，不得随原价。

4. 将单价、总价及计价员签名等内容填写在处方相应位置。

三、价格计算方法

1. 汤剂　将每种药的单价乘以该药的分量，求出每味药价积数，再将每味药价积数逐一相加，即为每帖（服）药的单价。每帖（服）药的单价乘以帖数，即为汤剂的总价。然后将总价写在处方的左下角或上角固定栏目类，并注明年、月、日，然后签字以备查。

如属代煎药，再另加代煎费。然后办理收款手续，给患者开具报销凭证；是特约挂钩单位，即可填入“联单”，以供结算用。

2. 散剂　即在汤剂的基数上增收加工费。计算方法可分为3步进行。

（1）算出汤剂价。

（2）单位加工费×全方总重量=加工费价。

（3）汤剂价+加工费价=散剂价。

其他如丸、膏等剂型的价格计算，也在汤剂的基数上，分别增收加工费、辅助材料费或燃料费等。

任务六　处方调配操作

学习目标

1. 能够按照中药饮片调配操作流程及要求调配中药处方。
2. 能解决调配过程中出现的常见问题。
3. 能规范进行持戥、抓药、捣药等操作。
4. 能使用各种工具查阅资料，有团队合作精神和主动解决问题的能力。
5. 形成爱岗敬业的态度和社会责任感。

建议课时

24 课时。

情景案例

某药店坐堂医崔医生接诊了一名患者，具体情况如下。

李某，男，20 岁，学生。初诊：昨天下午因受凉于今晨 7 点左右突发高热，伴头痛，微恶寒，鼻塞，流浊涕，咽痛。T 39.1 ℃，舌红、苔薄黄，脉浮数。

经过辨证，中医诊断为感冒（风热表证）。

处方如下：连翘 15 g，金银花 15 g，桔梗 6 g，薄荷 6 g，淡竹叶 4 g，荆芥穗 4 g，淡豆豉 5 g，牛蒡子 6 g，生甘草 5 g。3 剂，每日煎服 1 剂，早晚各 1 次。

你作为该药店的中药调剂人员，请严格按照操作流程给患者李某调配上述处方。

工作流程与活动

活动名称及课时分配见表 6-1。

表 6-1 活动名称及课时分配

活动序号	活动名称	课时安排	备注
1	获取任务	4	
2	资料收集	6	
3	制定方案	2	
4	实施	6	
5	总结与拓展	6	

活动一 获取任务:处方调配案例

学习目标

1. 通过识读任务书,能明确任务要求并清晰表达任务内容。
2. 能明确中药饮片处方调配的操作流程。
3. 能对情景案例中的处方进行审核。

学习过程

一、教师下达任务书

任务书见表6-2。

表6-2 任务书

项目	处方调配
任务名称	调配情景案例中的中药处方
任务目标	1. 能明确任务要求并清晰表达任务内容 2. 能明确中药饮片处方调配的操作流程 3. 能对情景案例中的处方进行审核
小组成员	
具体任务	1. 通过识读任务书,描述任务内容 2. 查询相关资料,明确中药饮片处方调配的操作流程 3. 审核案例中的处方并填写处方审核记录表
任务实施要求	1. 小组成员讨论、分工协作共同完成任务 2. 完成任务过程中小组成员必须遵守课堂纪律 3. 完成任务后小组要认真进行总结和归纳

二、通过识读任务书，请同学们描述任务内容

以小组为单位，进行小组比赛，看哪组回答得既全面又准确。

三、查询相关资料，明确中药饮片处方调配的操作流程

中药饮片处方调配的操作流程包括________、________、________、复核________、发药。

四、请审核案例中的处方并填写处方审核记录表

审核处方结果记录见表6-3。

表6-3　审核处方结果记录

序号	处方前记、正文、后记内容是否完整	中药别名改成正名、注明并开药名	有无配伍禁忌、妊娠禁忌，有无重复用药	毒性中药用法、用量是否正确	处方应付常规，中药特殊煎煮、特殊处理等	审核结论

活动二 资料收集:处方调配资料准备

学习目标

1. 能够使用工具书及网络,快速准确地收集资料,准确描述调配前的准备工作相关内容。

2. 能够准确描述处方调配的相关内容。

学习过程

一、调配前的准备工作

1. 调配前的准备工作包括________、________、________。

2. ________是对调配使用的盛放器具、调剂台的台面、戥秤、冲筒等用具进行清洁,清除残留的灰尘和黏附物,目的是保证调配的饮片不受污染。

3. 调剂员查看处方有别于药师审核处方,除作为药师审方的补充外,更侧重于________的审阅,目的是便于________操作。

4. ________是根据药量和体积来确定的,草类和其他质地松泡药材为多时,应选取较大尺寸的包装纸,反之宜小。

5. 印有药店名称、地址、电话和煎药的注意事项等信息的包装用纸,习称________。

二、处方调配相关知识

1. 处方调配的操作要点

(1)校戥:校戥是为了保证戥秤的精确度和灵敏度,保证饮片________、调配迅速,在确认戥秤的________后方能进行药物的称取。

(2)按________依次调配:横写的处方从开始,向右逐味、逐行抓配;竖写的处方从开始,向下逐味、逐列抓配。如两人同抓一方,则一人从前往后,另一人从后往前,________。一张处方最多可由两人同时抓配。

(3)看一味抓一味，________处方：看处方一定要走到处方前，看清楚药名、剂量、脚注并读出声。声音大小、快慢要使柜台前的患者能听见，一般尾音稍拉长，就是所谓的“________”。

(4)________定戥位，右手抓药：先用左手将________移至需要称量的________上，用拇指压住，然后找药斗，右手拉斗，抓药。

(5)提戥________，随手推斗：抓药后，右手________使戥盘悬空，左手稍离开________，提戥________。戥杆呈水平状态时，表明称量________准确，若________戥杆偏高、偏低，则需适量药物，至平衡为止。

(6)________递减，________复戥：调配一方多剂药时，可一次称出多剂单味药的总量（即称取克数=单位药剂量×剂数）再按剂数分开，称为“分剂量”。分剂量时要每倒一次，称量一次，即“________递减，________复戥”。每一剂的重量误差应控制在________以内。调剂员应练就“________”的本领，以提高配方速度。

(7)脚注药物，及时处理：处方中有特殊处理的药品，如________、________、________、烊化等要单包成小包，写上________、________或盖上脚注章，将小包放在大包里。不要把脚注药放到最后处理，以免遗忘。

(8)摆放药物，________间隔：对体质松泡而量大的饮片如________、________、________、________等应________，以免覆盖前药，对黏性大的药物如________、________、________等可后称，放在其他药味之上，以免沾染包装用纸或盛药盘。

(9)临时捣碎，处理得当：处方中有质地坚硬的________、________和________中药，调配时需用________临时捣碎后再分剂量，以利于煎出有效成分。

(10)________与签名盖章：调配完一方后，先将戥子放好，自行逐味检查一遍，确认无误后在处方上签名，再交由复核药师进行________。

2. 处方调配的操作注意事项有哪些？

3. ________的内容一般包括炮制法、煎煮法、服法等。常见的脚注术语有________、________、________、另煎、冲服、烊化、打碎、煎汤代水等。《________》对需特殊处理的品种都有明确的规定。

4. 脚注处理(特殊处理药品的调配)

(1)宜先煎的药:先煎也称"________"。

请写出需要先煎的药主要包括哪两类。具体药物包括哪些?

(2)宜后下的药:需要后下的药主要包括以下几种。

1)________的饮片。如降香、沉香、薄荷、砂仁、豆蔻、青蒿、鱼腥草等。

2)久煎后有效成分易破坏的饮片。如________、________、________、生大黄(用于________)、番泻叶等。

(3)宜包煎的药:需要包煎的药主要包括以下几种。

1)含________较多的饮片,包煎以免煎煮时糊锅底。如________、葶苈子等。

2)表面________的饮片,包煎以免脱落的绒毛混入煎液中刺激喉咙,引起咳嗽。如________、________等。

3)________的饮片,包煎以免药末分散在汤液中,服药不便。如蛤粉、蒲黄、海金沙、六一散、滑石粉等。

(4)宜烊化(溶化)的药:烊化主要指________、________中药。如阿胶、鳖甲胶、鹿角胶、饴糖、蜂蜜等。

(5)宜另煎的药:另煎主要指________中药。如人参、红参、西洋参等。

(6)宜兑服的药:兑服主要指________中药。如黄酒、竹沥水、鲜藕汁、姜汁、梨汁等。

(7)宜冲服的药。

(8)宜捣碎、研碎的药:根据药物自身的性质,将需要捣碎的中药分为以下两类。

1）可预先加工碾串（碎）备用的中药，请写出具体药物。

2）调配处方需临时捣碎的中药，请写出具体药物。

活动三 制定方案:处方调配操作方案

学习目标

1. 能够准确制定准备工作的方案。
2. 能够准确制定处方调配操作具体方案。
3. 能够在规定时间内完成调配规范操作步骤表。

学习过程

一、准备工作

查阅资料,回答下列问题。

1. 着装:束紧袖口,衣服清洁,双手清洁,不留长指甲。
2. 实训工具与材料

(1)工具:____。

(2)材料:____。

3. 包装纸的选择:根据药量的多少、体积的大小选择包装纸,大号包装纸________张,小号包装纸________张。
4. 戥秤

持戥:____。

查戥:____。

校戥:____。

二、确定操作流程及要求

写出调配的流程及调配中应遵循的原则和注意事项。

1. 流程:

2. 原则：

3. 注意事项：

三、完成调配规范操作步骤表

调配规范操作步骤见表6-4。

表6-4　调配规范操作步骤

步骤	操作要点
准备工作	
审方	
校戥、称量、分量	
特殊用法药物和并开药名调配	

活动四 实施：调配中药处方

学习目标

1. 能够在规定时间内规范实施调配前的准备工作。
2. 能够在规定时间内规范实施处方调配操作。

学习过程

一、调配前准备工作

1. 清场。
2. 调配前审方
(1)核对顾客信息，确认配药剂数。
(2)再一次审阅处方。
(3)确认所需饮片是否齐全。
3. 准备工具。
4. 码放包装纸。

二、处方调配

1. 校戥。
2. 按处方药名顺序依次抓配。
3. 看一味抓一味，唱念处方。
4. 左手定戥位，右手抓药。
5. 提戥齐眉，随手推斗。
6. 等量递减，逐剂复戥。
7. 脚注药物，及时处理。
8. 摆放药物，按序间隔。

9. 临时捣碎,处理得当。
10. 自查与签名盖章。

活动五 总结与拓展:处方调配操作

学习目标

1. 能够对处方调配操作进行总结。
2. 能独立完成同类任务拓展练习。

学习过程

一、成果展示及成绩评价

评价标准见表6–5。

表6–5 评价标准

项目	评价标准	分值	得分
准备工作	1. 着装(束紧袖口),衣服清洁,双手清洁,不留长指甲	2	
	2. 检查戥子是否干净,检查冲筒是否干净	2	
	3. 审慎:包装纸整齐放置	2	
	4. 持戥:左手持戥,手心向上	2	
	5. 查戥:是否干净,戥线不绕,戥盘水平	8	
	6. 校戥:举戥齐眉,面向顾客,左手不接触戥	4	
调配	1. 审方	4	
	2. 门票:摆放整齐合理	4	
	3. 拉斗:适度,动作熟练	4	
	4. 抓药:戥斗靠近,手心向上取药,反手入戥,不洒药,正确称量	4	
	5. 推斗:称量后随手推斗,不洒药	4	
	6. 正确分戥	4	
	7. 面向顾客展示称量无误	4	
	8. 临时捣碎药品正确	6	

续表 6-5

项目	评价标准	分值	得分
准备工作	1. 捣药动作规范，匀而快，动作熟练	4	
	2. 按处方顺序取药，药味按顺序摆放，间隔平放	6	
	3. 正确处理需特殊煎煮药材	6	
	4. 调配后自查	6	
	5. 签字	4	
	6. 单味剂量准确	10	
	7. 全方剂量准确	10	
总分		100	

二、同类任务拓展

请按照处方调配流程调配下列处方。

处方一：白芷 10 g，金银花 6 g，野菊花 6 g，蔓荆子 10 g，薄荷 6 g，莱菔子 15 g，山楂 10 g，牡丹皮 12 g，石膏 30 g，桔梗 12 g。3 剂，每日煎服 1 剂，早晚各 1 次。

处方二：枳壳 15 g，金铃子 15 g，砂仁 9 g，郁金 15 g，三棱 10 g，鸡血藤 15 g，升麻 6 g，乳香 9 g，龙骨 30 g，佛手 9 g。3 剂，每日煎服 1 剂，早晚各 1 次。

处方三：菊花 9 g，莲子 15 g，乌梅 15 g，板蓝根 10 g，瓦楞子 20 g，石斛 12 g，白芍 9 g，天花粉 9 g，薄荷 10 g，延胡索 20 g。3 剂，每日煎服 1 剂，早晚各 1 次。

三、评价

考核评价见表 6-6。

表6-6 考核评价

项次	项目要求		配分	评分细则	自评得分	小组评价	教师评价
1. 素养（40分）	纪律情况（15分）	按时到岗，不早退	5	违反规定，每次扣5分			
		积极思考，回答问题	5	根据上课统计情况得1～5分			
		三有一无（有本、笔、书，无手机）	5	违反规定每项扣3分			
		执行教师命令	0	此为否定项，违规酌情扣10～100分，违反校规按校规处理			
	职业道德（10分）	能与他人合作	3	不符合要求不得分			
		主动帮助同学	3	能主动帮助同学得3分，被动得1分			
		追求完美	4	对工作精益求精且效果明显得4分，对工作认真得3分，其余不得分			
	5S（10分）	桌面、地面整洁	5	自己的工位桌面、地面整洁无杂物得5分，不合格不得分			
		物品定置管理	5	按定置要求放置得5分，其余不得分			
	快速阅读能力（5分）		5	能快速准确明确任务要求并清晰表达得5分，能主动沟通在指导后达标得3分，其余不得分			
2. 职业能力（40分）	调配前准备工作（10分）	调配前准备工作（10分）	10	能全部掌握得10分，部分掌握得3～7分，不清楚不得分			
	处方调配操作流程（20分）	处方调配操作流程（20分）	20	能全部掌握得20分，部分掌握得5～15分，不清楚不得分			
	同类任务拓展（10分）	能按照该任务中处方调配的操作流程进行同类处方的调配（10分）	10	能进行规范调配得10分，调配不规范得3～7分，不实施不得分			

续表 6-6

项次	项目要求		配分	评分细则	自评得分	小组评价	教师评价
3. 工作页完成情况(20 分)	按时完成工作页(20 分)	及时提交	5	按时提交得 5 分,迟交不得分			
		内容完成程度	5	按完成情况分别得 1 ~5 分			
		回答准确率	5	视准确率情况分别得 1 ~5 分			
		有独到的见解	5	视见解程度分别得 1 ~5 分			
总分							
加权平均(自评 20%,小组评价 30%,教师评价 50%)							
教师评价签字:				组长签字:			
请你根据以上打分情况,对本任务中的工作和学习状态进行总体评述(从素养的自我提升方面、职业能力的提升方面进行评述,分析自己的不足之处,描述对不足之处的改进措施):							
教师指导意见:							

知识链接

配方礼仪

患者拿着处方向柜台走来时,调剂人员要微笑面向患者,当其走近柜台时,调剂人员说“您好”。

若发现患者没有交款,调剂人员说:“请您先到收费处付款后再来取药。”若患者已交款,调剂人员核对处方后说:“请您到休息区稍候,我尽快为您配药。”

调配

调配习称“配方”“抓药”，是将斗中的中药饮片按照处方要求（如药味、剂量、炮制、煎法等）调配齐全并集于一处的操作过程。调配是中药饮片调剂工作中的主要环节，调配质量的好坏直接关系到患者用药的安全与疗效。因此，调配工作人员一定要有高度的职业道德和责任感，按照《处方管理办法》和中药饮片调剂规程的有关规定进行审方和调配。对存在“十八反”“十九畏”、妊娠禁忌、超过常用剂量等可能引起用药安全问题的地方，应当请处方医师确认（“双签字”）或重新开具处方；同时注意毒、麻中药的用法、用量，药品的别名，并开药名及处方脚注和有无临时炮制加工的药品等，经审核无误后方可调配。

一、调配前的准备工作

调配前的工作包括清场、调配前审方、包装纸选择和码放。

（一）清场

清场是对调配使用的盛放器具、调剂台的台面、戥秤、铜冲等用具进行清洁，清除残留的灰尘和黏附物，目的是保证调配的饮片不受污染。常用工具为鸡毛掸子或干燥抹布，忌用湿布清洁器具，防止器具损坏和饮片吸潮。

（二）调配前审方

调剂员查看处方有别于药师审核处方，除作为药师审方的补充外，更侧重于处方内容的审阅，目的是便于调配操作。调剂员审方包括以下内容。

（1）核对患者信息，确认配药剂数。调配人员在调配处方前，应与计价人员或患者再次确认配药患者的姓名和调配的剂数，避免因患者原因导致的失误。

（2）再一次审阅处方，注意相反药对、相畏药对、妊娠配伍禁忌、毒性中药的用法、用量。调配人员审方是作为药师审方的补充，避免因审方药师遗漏导致的失误。

（3）确认所需饮片是否齐全。或常用药断档应立即做出说明。对于手写处方，要注意辨析确认品种。

（4）大致计算药物的重量和体积，便于选取合适的包装用纸。

(三)包装纸选择和码放

包装纸的选择和码放是根据药量和体积来确定的,草类和其他质地松泡药材多时,应选取较大尺寸的包装纸,反之宜小。

包装用纸,又称“柜纸”,都裁成正方形,存放在柜台内侧抽屉内。包装用纸根据用途分单味分包用纸、衬纸、油纸或蜡纸及外层包装用纸。外层包装用纸,习称“门票”,一般一面都印有药店名称、地址、电话和煎药的注意事项等信息,油纸和蜡纸主要用来包裹新鲜药材或是有黏性药材,现药店少见。常见“门票”规格、单味分包用纸规格见表6-7、表6-8。

表6-7　“门票”规格

名称	1号	2号	3号	4号	5号
边长	53 cm	46 cm	36 cm	32 cm	26 cm

表6-8　单味分包用纸规格

名称	3 g	9 g	15 g	30 g	60 g
边长	3.5寸	4寸	5寸	6寸	7寸

“门票”的码放有一定的原则。

(1)有字面朝下,便于在包药完成后顾客能看见各项信息。

(2)每张“门票”之间宜有一定的按序重叠(1 cm左右),如为两行,靠近调剂员一侧应叠在上(图6-1)。

(3)“门票”与处方的位置,应以方便为原则。一般将处方放在“门票”的左侧。在调配的剂数较多又为奇数时,也可将处方放在中间空余处(图6-2)。

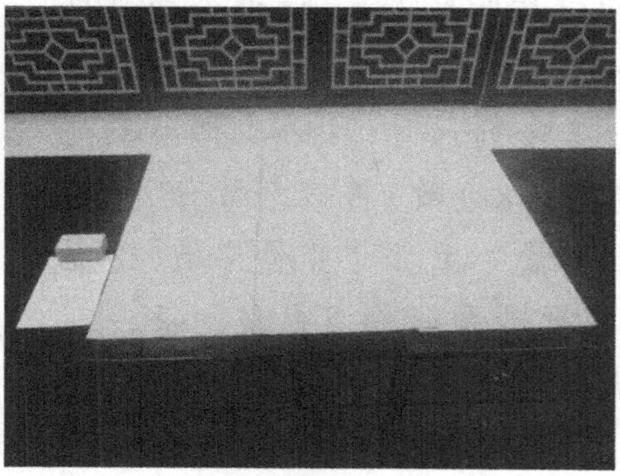

图6-1　“门票”的码放(1)

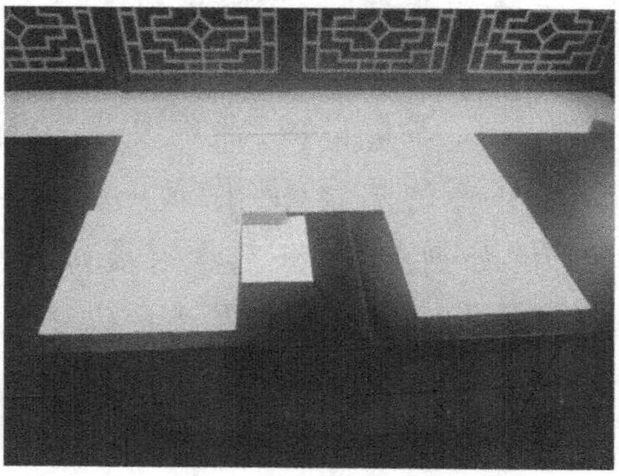

图6-2　“门票”的码放(2)

二、处方调配

(一)操作要求

1. 校戥　校戥是为了保证戥秤的精确度和灵敏度,保证饮片剂量准确、调配迅速,在确认戥秤的准确性后方能进行药物的称取。

2. 按处方药名顺序依次抓配　横写的处方从左上角开始,向右逐味、逐行抓配;竖写的处方从右上角开始,向下逐味、逐列抓配。如两人同抓一方,则一人从前往后,另一人从后往前,依次抓配。一张处方最多可由两人同时抓配。

3. 看一味抓一味,唱念处方　看处方一定要走到处方前,看清楚药名、剂量、脚注并读出声。声音大小、快慢要使柜台前的顾客听见,一般尾音稍拉长,就是所谓的“唱”。这个传统做法是有道理的,一是集中注意,加深记忆,不会抓错。二是使顾客感到调剂员的认真、规范,对调剂员及药店产生信任和好感。三是两人同抓一方时,互相听着对方唱方,可避免重复抓药。注意:看方时,既不要一下看两三味药然后凭记忆操作,也不要远远地瞟一眼处方就抓,这样容易出错。

4. 左手定戥位,右手抓药　先用左手将砣绳移至需要称量的戥星上,用拇指压住,然后找药斗,右手拉斗,抓药。戥盘靠近药斗,手心向上将药取出,至戥盘上方翻手放药。对于海金沙、蒲黄、松花粉、白茅根炭等细小粉末类药物,调配时可用小勺盛取。只可用手由药斗内向戥盘抓药,不允许直接用戥盘从药斗内盛药。

5. 提戥齐眉,随手推斗　抓药后,右手提毫使戥盘悬空,左手稍离开戥杆,提戥齐目。戥杆呈水平状态时,表明称量准确,若戥杆偏高、偏低,则需适量增减药物,至戥杆平衡为止。称完一味药后要顺手将药斗推回,既避免药味污染,又保持药斗整体美观,也不影响自己和别人操作。

6. 等量递减,逐剂复戥　调配一方多剂药时,可一次称出多剂单味药的总量(即称取克数=单位药剂量×剂数)再按剂数分开,称为“分剂量”。分剂量时要每倒一次,称量一次,即“等量递减,逐剂复戥”。不可凭主观臆测以手代戥,随意估量分剂或抓配。每一剂的重量误差应控制在±5%以内。调剂员应练就“一抓准”的本领,以提高配方速度。

调配代煎药时,可不分剂量,只需称出每味药的总量,将其倒在包装纸或盛药盘内,复核后装入煎药袋内即可。如果煎药袋装不下全方总药量,可分成2~3份调配,如果7剂药可分成3剂和4剂调配两次。

7. 脚注药物,特殊处理　处方中有特殊处理的药品,如先煎、后下、包煎、烊化等要单包成小包,写上药名、用法或盖上脚注章,将小包放在大包里。不要把脚注药放到最后处理,以免遗忘。

8. 摆放药物,按序间隔　为便于复核,从戥子里向包装纸或盛药盘倒药时,要按药物在处方上所列的顺序排列。如处方第一个药名在左上角,那么该药也倒在盘内左上角。每味药倒的要集中一些,两味药尽量不要互相压盖,更不能混放一堆。对体质松泡而量大的饮片如灯心草、通草、夏枯草、淫羊藿等应先称,以免覆盖前药,对黏性大的药物如熟地黄、龙眼肉、瓜蒌等可后称,放在其他药味之上,以免沾染包装用纸或盛药盘。

9. 临时捣碎,处理得当　处方中有质地坚硬的矿物类、动物贝壳类和果实种子类中药,调配时需用冲筒临时捣碎后再分剂量,以利于煎出有效成分。在使用冲筒前,须先检查筒内是否洁净,有无残渣或粉末。凡捣碎毒性中药或有特殊气味的中药后,应及时将冲筒洗刷干净,以免串味串性,影响疗效或发生事故。临时捣碎以适度为宜。

10. 自查与签名盖章　调配完一方后,先将戥子放好,自行逐味检查一遍,确认无误后在处方上签名,再交由复核药师进行复核。

(二)操作注意事项

(1)严格按医师处方要求进行调配,不准生制不分,以生代制。处方中有需要临时炮制加工的药品,如炙旋覆花、炒干姜等,可称取生品后由专人按炮制方法进行炮制,炮制品要符合质量要求。

(2)调配时若发现有伪劣药品、不合格药品、发霉变质药品等应及时更换,再行调配。

(3)调配含有毒性中药饮片的处方,每次处方剂量不得超过2 d剂量,对处方未注明“生用”的,应给付炮制品。处方保存2年备查。

(4)罂粟壳不得单方发药,必须凭有麻醉药处方权的执业医师签名的淡红色处方方可调配,每张处方不得超过3 d用量,连续使用不得超过7 d,成人的常用量为每天3~6 g。处方保存3年备查。

(5)调配过程中,不小心洒落在地上的药物,不得捡起放回药斗，更不允许捡起放入戥秤内。

（三）脚注处理（特殊处理药品的调配）

根据治疗需要和饮片的性质，医师在开汤剂处方时，会对某味药物的煎煮方法和用法提出简明要求，一般用小字写在药名右上角，称为脚注、旁注，其作用是提示调剂人员对该饮片采用相应的处理方法。脚注的内容一般包括炮制法、煎煮法、服法等。常见的脚注术语有先煎、后下、包煎、另煎、冲服、烊化、打碎、煎汤代水等。《中国药典》对需特殊处理的品种都有明确的规定。

脚注是中医处方的常用术语之一，调剂人员必须按医师处方脚注的要求进行调配。先将有特殊煎法、服法的药按要求处理后单包成小包。在小包外面写上药名、脚注要求或盖上脚注章，并向顾客交代具体煎服方法，再放入大药包中；有鲜药时，应分剂量单独包成小包并注明药名用法后再另包成大包，不与群药同包。有的处方虽未加脚注，但如需特殊处理的，仍应按相关规定操作。

1. 宜先煎的药　先煎也称“先下”，需要先煎的药主要包括：

（1）质地坚硬，不易煎透的矿物类、化石类、贝壳类，以及动物的角、骨、甲类饮片。如生蛤壳、生龙齿、生紫石英、生寒水石、生磁石、生牡蛎、生赭石、赤石脂、钟乳石、禹余粮、自然铜、生龙骨、石燕、生石决明、生珍珠母、生瓦楞子、水牛角丝、鳖甲、龟甲、鹿角霜等。调配时多需捣碎。

（2）某些有毒饮片因毒性成分不耐热，久煎可降低毒性。如制川乌、制草乌、附子、商陆等。

2. 宜后下的药　需要后下的药主要包括：

（1）气味芳香的饮片。如降香、沉香、薄荷、砂仁、豆蔻、青蒿、鱼腥草等。

（2）久煎后有效成分易破坏的饮片。如钩藤、苦杏仁、徐长卿、生大黄（用于泻下）、番泻叶等。

3. 宜包煎的药　需要包煎的药主要包括：

（1）含黏液汁较多的饮片，包煎以免煎煮时糊锅底。如车前子、葶苈子等。

（2）表面有绒毛的饮片，包煎以免脱落的绒毛混入煎液中刺激喉咙，引起咳嗽。如旋覆花、辛夷等。

（3）粉末状的饮片，包煎以免药末分散在汤液中，服药不便。如蛤粉、蒲黄、海金沙、六一散、滑石粉等。

4. 宜烊化(溶化)的药　烊化主要指胶类、蜜膏类中药。如阿胶、鳖甲胶、鹿角胶、饴糖、蜂蜜等。

5. 宜另煎的药　另煎主要指贵重中药。如人参、红参、西洋参等。

6. 宜兑服的药　兑服主要指液体中药。如黄酒、竹沥水、鲜藕汁、姜汁、梨汁等。

7. 宜冲服的药　冲服主要指一些用量少、贵重的中药。如雷丸、蕲蛇、三七粉、琥珀、鹿茸、紫河车、沉香、金钱白花蛇等;或难溶于水的中药,如牛黄、麝香等。

8. 宜捣碎、研碎的药　药名下注明“捣”“打”或“研粉”的药,应当用冲筒捣碎、用打粉机粉碎或用研钵研粉。调剂时需捣碎的中药多为含油脂或挥发油成分较多的果实种子类,药业有“逢子必捣”之说,也有少量坚硬的根及根茎类、矿物类、动物贝壳类中药等,即“完物必破”。根据药物自身的性质,将需要捣碎的中药分为以下两类。

(1)可预先加工碾串(碎)备用的中药:瓦楞子、石决明、生石膏、石燕、龙骨、鹅管石、海浮石、花蕊石、芦荟、牡蛎、皂矾、青礞石、珍珠母、栀子、钟乳石、香附、海螵蛸、寒水石、硫黄、紫贝齿、紫石英、蛤壳、磁石、赭石等。

(2)调配处方需临时捣碎的中药:丁香、人参、儿茶、刀豆、大皂角、大枣(劈开或去核)、山慈菇、生川乌、川楝子、木鳖子、五味子、牛蒡子、炒牛蒡子、平贝母、白矾、白果、炒白果仁、白扁豆、炒白扁豆、瓜蒌子、半夏、母丁香、亚麻子、西洋参、麸煨肉豆蔻、肉桂、竹节参、延胡索(或切厚片)、华山参、自然铜、决明子、炒决明子、红豆蔻、红参、芥子、炒芥子、豆蔻、醋龟甲、诃子、青果、苦杏仁、燀苦杏仁、郁李仁、使君子、荜茇、草豆蔻、草果仁、姜草果仁、盐葫芦巴、荔枝核、南五味子、醋南五味子、砂仁、牵牛子、炒牵牛子、炮穿山甲、醋穿山甲、珠子参、莱菔子、炒莱菔子、桃仁、燀桃仁、益智仁、盐益智仁、浙贝母(或切厚片)、娑罗子、海马(或研粉)、海龙(或切段)、预知子、黄连、甜瓜子、鹿角霜、黑芝麻、蓖麻子、炒蔓荆子、榧子、酸枣仁、蕤仁、橘核、醋鳖甲等。

以上药物既不能调配时给整药,也不能提前捣碎放置时间过长,一般均应在调配时临时用冲筒捣碎后使用,这一方面有利于药物有效成分的煎出，另一方面也可防止过早捣碎药物有效成分的散失或出现虫蛀、发霉、泛油等。调配这些药物时，即使处方没有要求，按常规也需要捣碎或研细粉。

新型中药饮片调配

随着科学的发展，目前中药调配除保留传统的调配形式外，又出现了小包装饮片调配和中药配方颗粒的方式。

1. 小包装饮片调配　所谓“小包装”中药饮片，是指中药饮片厂特制的以全透明聚乙烯塑料或无纺布等作为包装材料的小规格包装的中药饮片。小包装中药饮片是按设定的剂量包装，调配时能直接“数包”配方的中药饮片。小包装饮片调配可以克服传统调剂方法出现的称不准、分不匀、效率低、复核难、养护难、浪费大、卫生差的不足。但其目前仍处于探索阶段，在工作中也凸显出一些实际问题。

(1) 小包装饮片包装规格还不能全面满足临床各科医师的用药习惯。

(2) 因塑料外包装密不透气，在高温季节，某些饮片由于水分不能挥发易霉变、生虫。

(3) 小包装饮片虽符合食品包装的要求，但目前包装材料多为聚乙烯树脂类塑料，其降解时间长，可造成白色污染。

(4) 煎煮中药时需逐袋拆包，增加了工作量等。

2. 中药配方颗粒　中药配方颗粒是由单味中药饮片经提取浓缩制成、供中医临床配方用的颗粒。1993 年我国开始研究开发中药配方颗粒，并于 1998 年年底通过验收。2001 年 11 月国家食品药品监督管理局发布《中药配方颗粒管理暂行规定》，同年 12 月起将中药配方颗粒纳入中药饮片管理范畴。

中药配方颗粒在工艺上采用先进技术，将传统饮片的合煎改成单味药大生产、小包装，具有剂量准确、免煎煮、直接冲服、服用量少、安全卫生、易储藏、携带方便、标准统一、易于调剂等优点。使用时将每个单味药合而冲之，即冲即服，即所谓“以冲代煎”。

任务七 复核与包装操作

学习目标

1. 能明确中药饮片处方复核的主要内容与注意事项。

2. 能明确中药饮片包装与捆扎的要求和常用方法。

3. 能对调配好的中药饮片进行全面准确的复核。

4. 能根据每剂药物的药量、质地选择大小适宜的包装用纸，将药物包装和捆扎。

5. 能使用各种工具查阅资料，有团队合作精神和主动解决问题的能力。

6. 形成爱岗敬业的态度和社会责任感。

建议课时

18 课时。

情景案例

某药店坐堂医崔医生接诊了一名患者，具体情况如下。

李某，男，20 岁，学生。初诊：昨天下午因受凉于今晨 7 点左右突发高热，伴头痛，微恶寒，鼻塞，流浊涕，咽痛。T 39.1 ℃，舌红、苔薄黄，脉浮数。

崔医生经过辨证，该患者中医诊断为感冒（风热表证）。

处方如下：连翘 15 g，金银花 15 g，桔梗 6 g，薄荷 6 g，淡竹叶 4 g，荆芥穗 4 g，淡豆豉 5 g，牛蒡子 6 g，生甘草 5 g。3 剂，每日煎服 1 剂，早晚各 1 次。

作为药店中药调配人员的你，现在该处方已经调配完毕。

1. 请其他中药调配人员进行复核。

2. 结合患者李某的要求进行包装与捆扎。

工作流程与活动

活动名称及课时分配见表 7-1。

表 7-1 活动名称及课时分配

活动序号	活动名称	课时安排	备注
1	获取任务	2	
2	资料收集	6	
3	制定方案	2	
4	实施	4	
5	总结与拓展	4	

活动一　获取任务：处方复核、包装捆扎

学习目标

1. 能描述任务书要求。
2. 能熟练进行处方审核。
3. 能够结合情景案例制作司药明白卡。
4. 能描述调配处方所用到的工具。

学习过程

一、教师下达任务书

任务书见表7–2。

表7–2　任务书

项目	处方复核，包装捆扎
任务名称	审核情景案例中的处方并进行包装捆扎
任务目标	1. 能明确处方复核的意义 2. 能对饮片进行简单包装
小组成员	
具体任务	1. 审核情景案例中的处方，回答相关问题 2. 小组讨论，明确处方复核的意义 3. 查询相关资料，明确处方复核的内容有哪些注意事项 4. 能够结合情景案例制作司药明白卡
任务实施要求	1. 小组成员讨论、分工协作共同完成任务 2. 完成任务过程中小组成员必须遵守课堂纪律 3. 完成任务后小组须认真总结和归纳

二、通过识读任务书，完成下列问题

1. 请同学们用红色笔画出情景案例中的关键词，并把关键词抄在下面横线上。

____

____

____

____

2. 请同学们根据情景案例制作一张司药明白卡。

活动二　资料收集：处方复核与包装相关知识准备

学习目标

1. 能快速准确收集中药饮片处方复核相关资料，正确描述中药处方复核内容、常规、注意事项。

2. 能快速准确收集中药饮片包装的相关资料，中药饮片包装的方法、操作步骤及要求。

3. 能够合理分工安排，小组有效分工合作。

学习过程

一、中药饮片处方复核的相关知识

1. 复核内容主要包括________、________、________和其他复核，复核完成后在相应的位置签名。

2. 复核常规

(1) 处方审核：有无________、________药对，有无妊娠禁忌，________的用法、用量是否符合规定。

(2) 药味复核包括哪些内容？

(3) 药量复核包括________、________。

(4) 其他复核包括哪些内容？

(5)________复核合格后应在处方后记的复核位置签字或盖章。

(6)复核方法可分________和________。

(7)复核的注意事项有哪些?

二、中药饮片包装的相关知识

中药饮片的包装要求做到________、________。

(一)特殊处理小包包装(包小包)

1. ________适合于一般特殊处理的中药饮片,如________、________、包煎、烊化、另煎等(粉末类和细小种子类除外)。

2. 请演示梯形小包包法的操作步骤。

3. ______适合于特殊处理饮片中的粉末类和细小种子类,如________、________等。

4. 请演示长方形小包包法的操作步骤。

（二）中药饮片的整方包装（包大包）

1. ________即用一张“门票”纸，将一整剂药包成燕窝形状的包装方法。

2. 请演示单层纸燕窝包的操作步骤。

3. ________即用一张“门票”纸，将一整剂药包成梯形形状的包装方法。

4. 请演示单层纸梯形包的操作步骤。

5. ________即使用两层包装纸，外层使用“门票”，内层使用较软的衬纸，内层衬纸一般较“门票”稍小些，也可用两层大小相同的纸，将一剂药包成方形的包装方法。

6. 请演示双层纸包的操作步骤。

（三）捆扎

1. 中药饮片经攒包包装后，为了方便患者携带，还需对其进行必要的捆扎。捆扎要求做到______、________。

2. 请演示药包捆扎步骤。

活动三 制定方案:处方复核与包装捆扎操作方案

学习目标

1. 能够按照中药处方复核的常规、方法及注意事项确定具体的复核内容。
2. 能够明确特殊处理中药饮片、整方包装及捆扎的方法及要求。

学习过程

一、确定复核的具体内容

1. 查验称药________。
2. 再次核对处方有无________、________药物。
3. 检查________、贵细药、自费药处理是否得当。
4. 检查调配的________与处方是否相符。
5. 检查________与处方味数是否相符,有无多配、漏配现象。
6. 检查所调配的药物与处方________是否相符、有无错配。
7. 核对称取的分量,称量单味药的重量和每剂的总重量,要求每剂药的剂量误差小于________。
8. 特殊处理的饮片是否________,并写上________与________。
9. 本方中需要特殊处理的中药饮片是________。
10. 需要捣碎的药物是否捣碎,处方应付是否正确。
11. 所配药物质量是否合格,有无发霉、虫蛀等变质现象。
12. 复核完毕后________或________。

二、确定包装的具体方案

(一)确定特殊处理饮片的小包包装方法

本方中需要特殊处理的中药饮片是________,应采用的包装方法为________。

(二)确定整方包装方法

根据本方中的中药饮片应采用的包装方法是(　　)

A. 单层纸燕窝包　　B. 单层纸梯形包

C. 双层纸包　　D. 以上方法都可以

(三)捆扎

明确捆扎的要求。

活动四 实施：复核中药处方，完成包装、捆扎

学习目标

1. 能在规定时间内做好复核工作，要求复核内容准确。
2. 能在规定时间内规范实施特殊处理饮片单独包装。
3. 能在规定时间内规范实施整方包装。
4. 能在规定时间内规范实施捆扎操作，要求操作熟练，捆扎牢固，携带方便。
5. 能做到包装方法正确，手法熟练，包装美观，不漏不撒。

学习过程

一、操作准备

（一）工作人员准备

1. 仪表端庄、工装整洁、头发挽起、指甲干净。
2. 相关知识准备充分。
3. 检查工具、药材、设备等情况。

（二）物品准备

物品准备单见表7-3。

表7-3 物品准备单

工具名称	数量	准备内容	准备情况	备注
1. 处方案例		检查完好		
2. 大包装纸		检查完好		
3. 小包装纸		检查完好		

续表 7-3

<table>
<tr><th colspan="2">工具名称</th><th>数量</th><th colspan="2">准备内容</th><th>准备情况</th><th>备注</th></tr>
<tr><td colspan="2">4. 捆扎绳</td><td></td><td colspan="2">检查完好</td><td></td><td></td></tr>
<tr><td colspan="2">共计</td><td></td><td colspan="2"></td><td></td><td></td></tr>
<tr><td>领取小组</td><td colspan="2"></td><td>领取人</td><td></td><td>领取日期</td><td></td></tr>
</table>

注：上述工具按要求准备好的在准备情况一栏打“√”。

二、实施操作

学生以小组为单位，互相交换所制定的处方，对此进行审核并讲解；教师对此进行效果评价。

1. 复核处方。

2. 将特殊处理饮片单独包装

(1)将薄荷单独包装成 3 个梯形小包。

(2)在小包上写上药名及煎煮方法。

3. 将整包药包装成单层纸燕窝包或者单层纸梯形包，包装过程中要求动作熟练，不漏不撒，结实美观。

4. 捆扎

(1)处方折好(将患者姓名露在上面)放在 3 个药包的上面。

(2)将 3 个药包连同处方捆在一起。

三、评价

操作效果评价见表 7-4。

表 7-4 操作效果评价

评价内容	技能要求	分值	得分
处方复核	检查药味与处方是否相符	10	
	检查药味数、饮片质量	10	
	核对称重	10	
	发药	20	
包装、捆扎	动作熟练，不漏不撒，结实美观	50	
总分		100	

活动五 总结与拓展：处方审核，包装捆扎练习

学习目标

1. 能在规定时间内独立完成单层纸燕窝包包装方法。
2. 能在规定时间内独立完成单层纸梯形包包装方法。
3. 能在规定时间内独立完成双层纸包包装方法。
4. 能在规定时间内独立完成小包包装方法。

学习过程

一、成果展示及成绩评价

效果评价表见表7–5。

表7–5 效果评价表

评价内容	评价要求	分值	得分
单层纸燕窝包包装	1. 可以规范地完成单层纸燕窝包包装操作，动作努力做到熟练 2. 可以美观地完成单层纸燕窝包包装，做到包面平整，四棱见线 3. 通过反复练习，可以迅速完成操作，每分钟完成2个大包	20	
单层纸梯形包包装	1. 可以规范地完成单层纸梯形包包装操作，动作努力做到熟练 2. 可以美观地完成单层纸梯形包包装，做到包面平整，四棱见线 3. 通过反复练习，可以迅速完成操作，每分钟完成2个大包	20	
双层纸包包装	1. 可以规范地完成双层纸包包装操作，动作努力做到熟练 2. 可以美观地完成双层纸包包装，做到包面平整，四棱见线 3. 通过反复练习，可以迅速完成操作，每分钟完成2个大包	20	
小包包装	1. 可以规范地完成小包包装操作，动作努力做到熟练 2. 可以美观地完成小包包装，做到包面平整，四棱见线 3. 通过反复练习，可以迅速完成操作，每分钟完成3个小包	30	

续表 7-5

评价内容	评价要求	分值	得分
实训态度	1. 工作服、工作帽整洁无污物，佩戴整齐 2. 不留长指甲、不染指甲 3. 实训前后工作环境保持整洁 4. 实训态度认真严肃，无大声喧哗	10	
总分		100	

二、同类任务拓展

（一）请按照中药饮片的包装方法完成下列内容

1. 整方包装：分别称取 80 g 荆芥、100 g 混合中药饮片，采用单层纸燕窝包、单层纸梯形包与双层纸包的方法，将其进行包装。

2. 小包包装：记录各项训练所用时间。

（二）思考

1. 通过练习，总结一下如何使得整方包装外观平整美观，关键的操作步骤是什么。

2. 通过练习，总结一下如何使得小包包装外观平整美观，关键的操作步骤是什么。

三、评价

考核评价见表7-6。

表7-6 考核评价

<table>
<tr><th>项次</th><th colspan="2">项目要求</th><th>配分</th><th>评分细则</th><th>自评得分</th><th>小组评价</th><th>教师评价</th></tr>
<tr><td rowspan="10">1. 素养(40分)</td><td rowspan="4">纪律情况(15分)</td><td>按时到岗,不早退</td><td>5</td><td>违反规定,每次扣5分</td><td></td><td></td><td rowspan="4"></td></tr>
<tr><td>积极思考,回答问题</td><td>5</td><td>根据上课统计情况得1~5分</td><td></td><td></td></tr>
<tr><td>三有一无(有本、笔、书,无手机)</td><td>5</td><td>违反规定每项扣3分</td><td></td><td></td></tr>
<tr><td>执行教师命令</td><td>0</td><td>此为否定项,违规酌情扣10~100分,违反校规按校规处理</td><td></td><td></td></tr>
<tr><td rowspan="3">职业道德(10分)</td><td>能与他人合作</td><td>3</td><td>不符合要求不得分</td><td></td><td></td><td rowspan="3"></td></tr>
<tr><td>主动帮助同学</td><td>3</td><td>能主动帮助同学得3分,被动得1分</td><td></td><td></td></tr>
<tr><td>追求完美</td><td>4</td><td>对工作精益求精且效果明显得4分,对工作认真得3分,其余不得分</td><td></td><td></td></tr>
<tr><td rowspan="2">5S(10分)</td><td>桌面、地面整洁</td><td>5</td><td>自己的工位桌面、地面整洁无杂物得5分,不合格不得分</td><td></td><td></td><td rowspan="2"></td></tr>
<tr><td>物品定置管理</td><td>5</td><td>按定置要求放置得5分,其余不得分</td><td></td><td></td></tr>
<tr><td colspan="2">快速阅读能力(5分)</td><td>5</td><td>能快速准确明确任务要求并清晰表达得5分,能主动沟通在指导后达标得3分,其余不得分</td><td></td><td></td><td></td></tr>
<tr><td rowspan="3">2. 职业能力(40分)</td><td>复核内容方法(10分)</td><td>复核内容方法</td><td>10</td><td>能全部掌握得10分,部分掌握得3~7分,不清楚不得分</td><td></td><td></td><td></td></tr>
<tr><td>包装与捆扎方法(20分)</td><td>包装与捆扎方法</td><td>20</td><td>能全部掌握得20分,部分掌握得5~15分,不清楚不得分</td><td></td><td></td><td></td></tr>
<tr><td>同类任务拓展(10分)</td><td>能按照复核与包装的要求规范完成同类任务</td><td>10</td><td>能规范进行复核包装10分,操作不规范3~7分,不实施不得分</td><td></td><td></td><td></td></tr>
</table>

续表 7-6

项次	项目要求		配分	评分细则	自评得分	小组评价	教师评价
3. 工作页完成情况（20 分）	按时完成工作页（20 分）	及时提交	5	按时提交得 5 分，迟交不得分			
		内容完成程度	5	按完成情况分别得 1 ~5 分			
		回答准确率	5	视准确率情况分别得 1 ~5 分			
		有独到的见解	5	视见解程度分别得 1 ~5 分			
总分							
加权平均（自评 20%，小组评价 30%，教师评价 50%）							
教师评价签字：				组长签字：			
请你根据以上打分情况，对本任务中的工作和学习状态进行总体评述（从素养的自我提升方面、职业能力的提升方面进行评述，分析自己的不足之处，描述对不足之处的改进措施）：							
教师指导意见：							

知识链接

复核与包装

中药饮片的包装捆扎技术是中医药传统文化的体现，中药调剂工作者应熟练掌握该项技能，以做到所包之药不松不漏、牢固美观。

一、复核

复核又称校对，是指复核人员对调配的药品按处方逐项进行全面细致的核对。调配好的中药饮片必须经复核后方可发出。

（一）复核常规

（1）复验称药工具是否准确。

（2）审核有无“十八反”及“十九畏”药对、有无妊娠禁忌、毒性中药的用法用量是否符合规定。

（3）处方药味是否有错配、漏配；错配包括药物配错、生品和炙品配错。特殊煎煮药物是否另包并注明用法。剧毒药、贵重药物应用是否适当。

（4）检查饮片质量有无虫蛀、发霉变质，有无该制不制、生制不分，整药、籽药该捣未捣，调配处方有无乱代乱用等情况，若发现问题及时调换。

（5）核对调配剂数与处方是否相符。核对称取的分量，包括每味药量与每剂药量的准确性。但在实际操作中，因中药饮片是混放的，每味药的量较难复核，但每剂药总量应予复核。每剂药的剂量误差应小于±5%，必要时要复秤。

（6）若为代煎药还需复核煎药凭证与处方上的姓名、送药日期、时间、地址、药剂数是否相符。

（7）审核处方上医生签字、调剂员签字是否齐全。

（二）复核方法

复核方法可分双人法和单人法。

复核一般须经第二人，在自我核对的基础上，再经第二人核对，再予发出，称为双人法。双人法能杜绝调配人员的个人感官臆测，从而避免差错发生，是现在核对的主要方法。

单人法即是调配人员自我复核，完成后发出药剂的方法。此种方法一般在调剂人员比较少的偏远药店使用。为避免单人复核产生差错，可在分剂量至最后一剂时，将每味药拿出一点，按顺序放在一张小纸上，在完成调配后，核对小纸上的药物，从而完成复核。

（三）复核注意

（1）中药饮片调配完成后，必须经第二人复核，未经复核的药剂不得发出。

（2）复核时必须思想集中、高度负责，一张处方必须一次复核完毕，中途不能做与复核无关的事情，复核率应达到100%。

(3)处方经全面复核无误后，必须签字或者加盖专用签章，核对人员方可包装药品。

二、包装

中药饮片的包装，是指用纸或纸袋包装中药饮片的包扎操作过程，是中药调剂工作的又一项基本功。根据各不同单位工作强度及单日处方量多少等实际情况，中药饮片包装的形式多种多样，例如一些医疗机构由于门诊处方量较大，为了节约时间，采用纸袋包装的方法。再如一些传统特色保持较好的中药店仍然使用纸包装。不论采用哪种方法，均以熟练快速、整齐美观、包扎牢固为目的。具体要求：

(1)要根据每剂药物的药量和质地选择大小适宜的包装用纸或纸袋。

(2)需单包的小包应规矩整齐。粉末药、细小籽粒药、贵细药用两层纸张包装，以防遗漏。小包应放于群药之上，以提示用药者按规定煎煮和服用。

(3)若药包捆扎，需松紧适宜，扎十字结，不变包型，捆包顶端留有提系，便于提拎；若纸袋装药，要封好袋口，以防撒漏。

(4)在包装上注明患者姓名、煎法、服法等内容。

包装、捆扎方法

一、特殊处理小包包装(包小包)

根据处方药味中，煎药方法的特殊要求，还需对一些需要特殊处理的中药饮片，使用较小的包装纸进行单独包装，并在包装外注明特殊处理的方法。例如，需要先煎的品种石膏、石决明等；需要后下的品种薄荷、苏叶等；需要包煎的品种车前子、葶苈子等；需要烊化的品种阿胶、鹿角胶等；需要冲服的品种三七粉、滑石粉等。包装方法如下所示。

(一)梯形小包包法

梯形小包适合于一般特殊处理的中药饮片(粉末类和细小种子类除外)。

1. 梯形小包包法分步见图7-1。

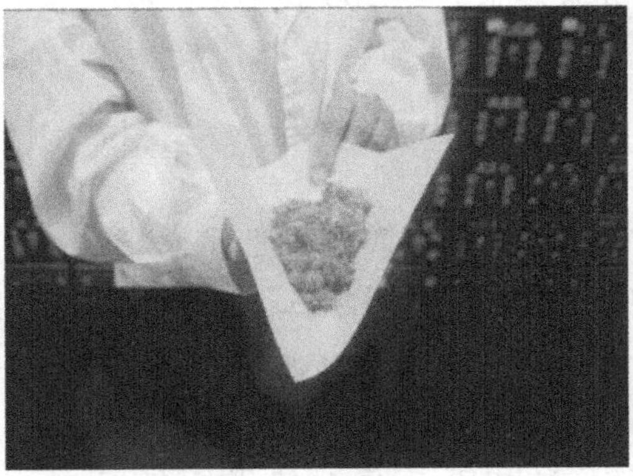

（1）

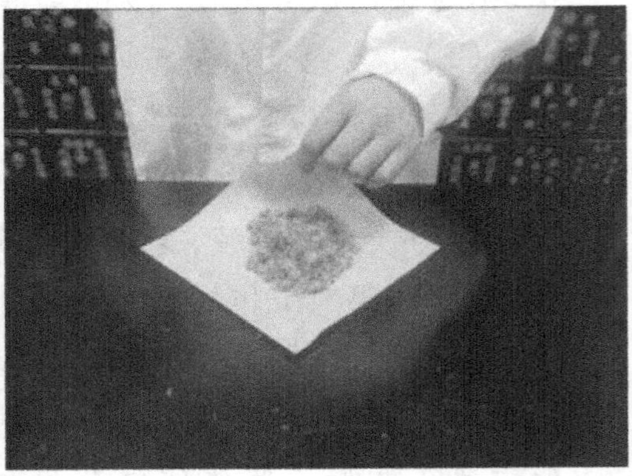

（2）

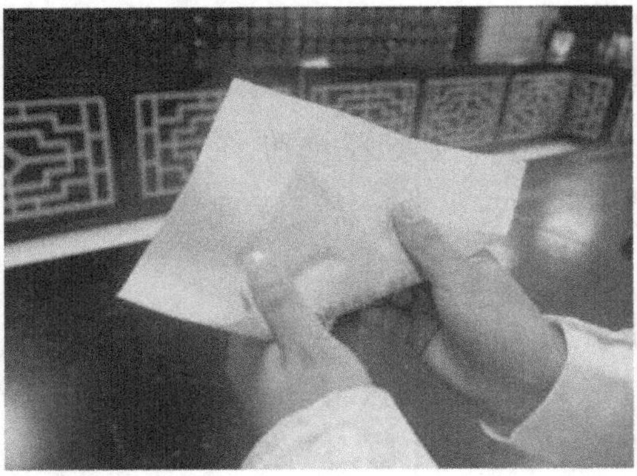

（3）

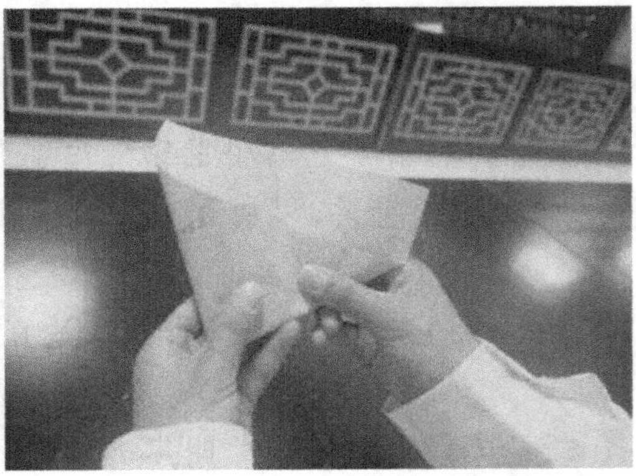

（4）

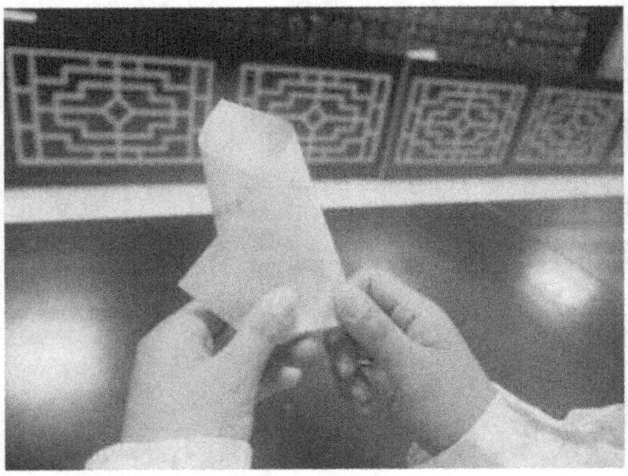

（5）

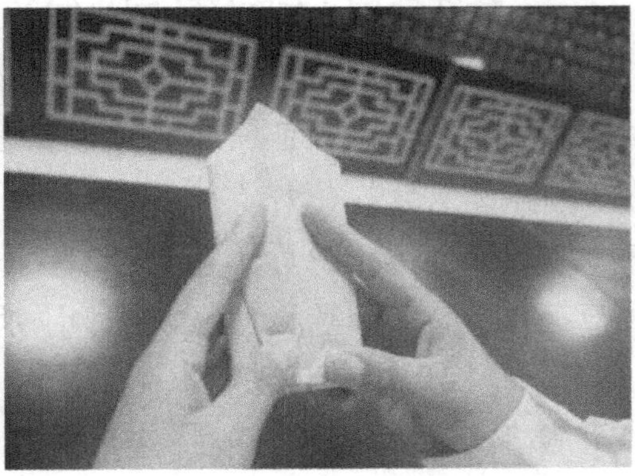

（6）

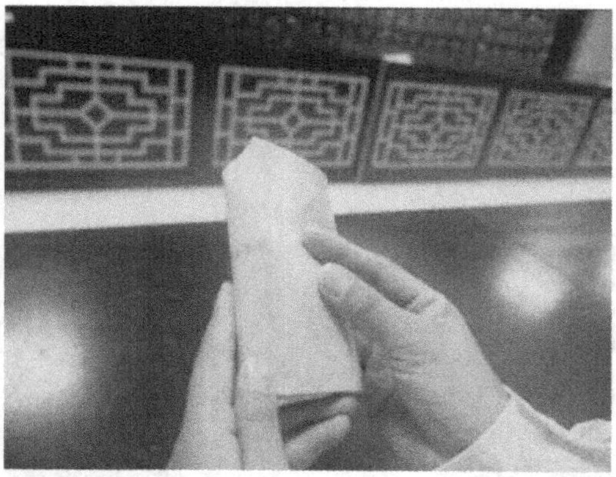

(7)

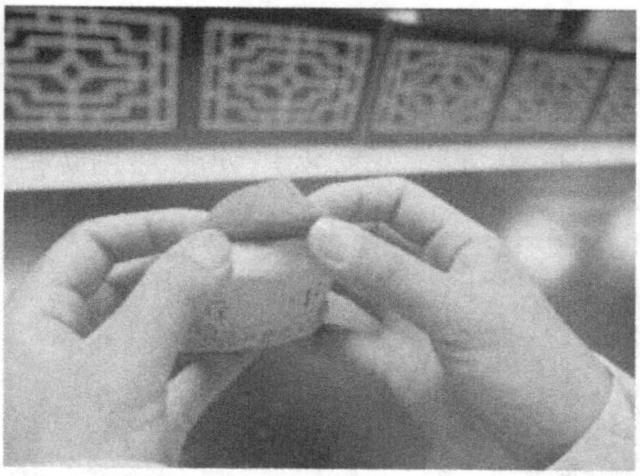

(8)

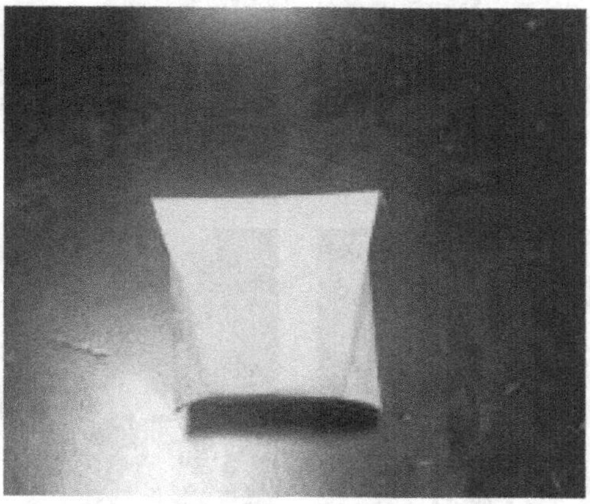

(9)

图7-1　梯形小包包装过程

2. 梯形小包操作步骤

(1)右手将小包挑起,并托于左手手心上。

(2)将小包装纸的下角向上折叠,下角与上角平行对齐,双手拇指掐住两侧。

(3)将左角折向中间,与之对称处的右角也折向中央,将多余的纸角折回。

(4)将左右两侧的纸边折压平整,并出两条线。

(5)将小包的上角向内折,多余的纸角掖入小包口,并双掖口(需要包煎的品种,还需放入布袋一个)。

(6)在包装外面写明饮片的处理方法。

(二)长方形小包包法

长方形小包适合于特殊处理饮片中的粉末类和细小种子类,如蒲黄、葶苈子等。

1. 长方形小包包法分步见图7-2。

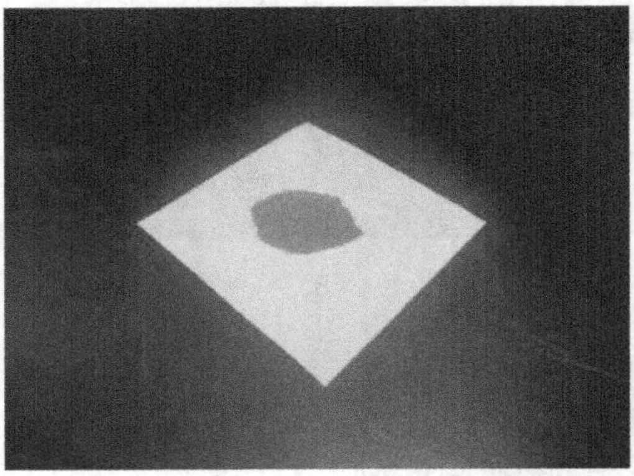

(1)

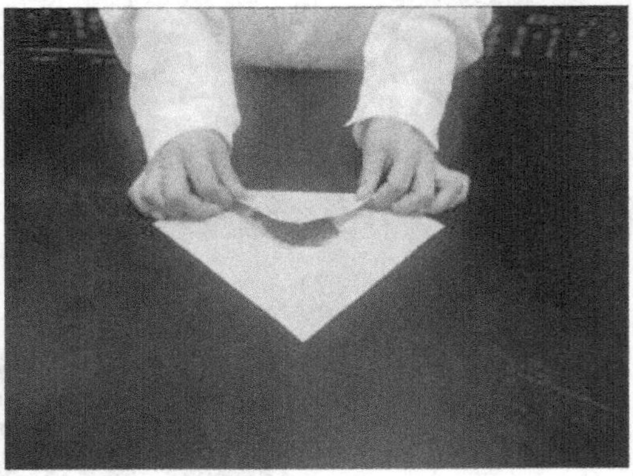

(2)

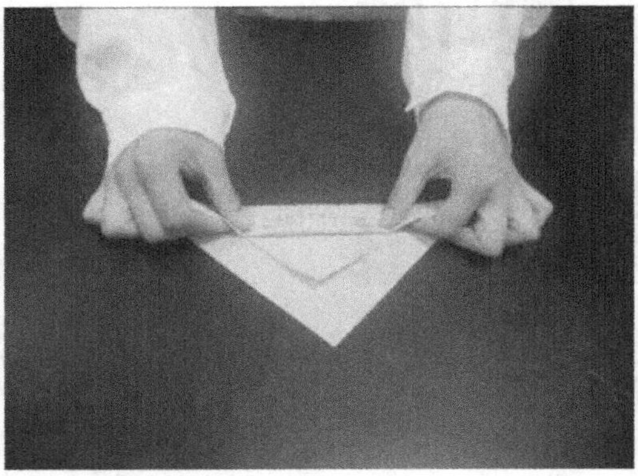

(3)

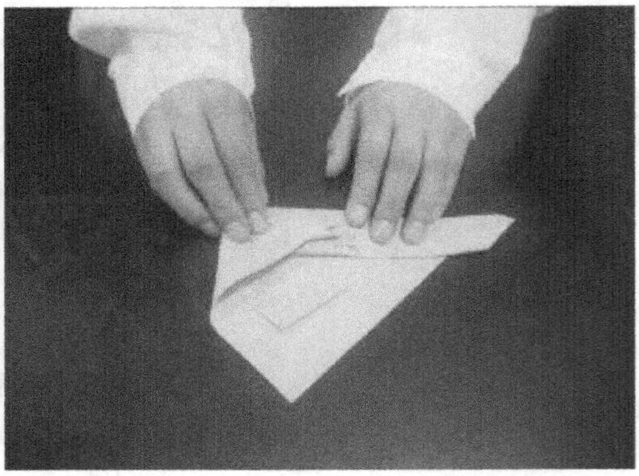

(4)

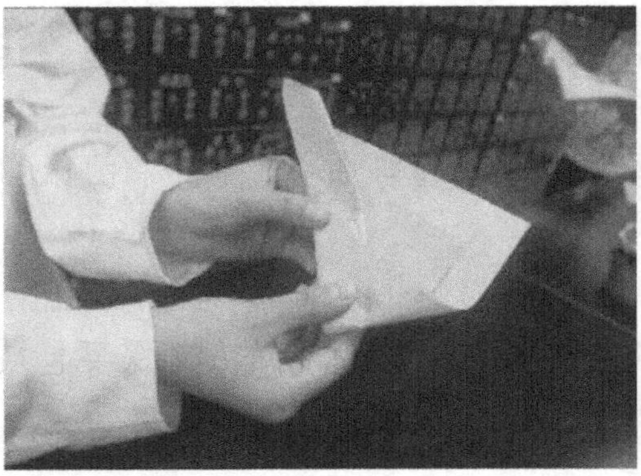

(5)

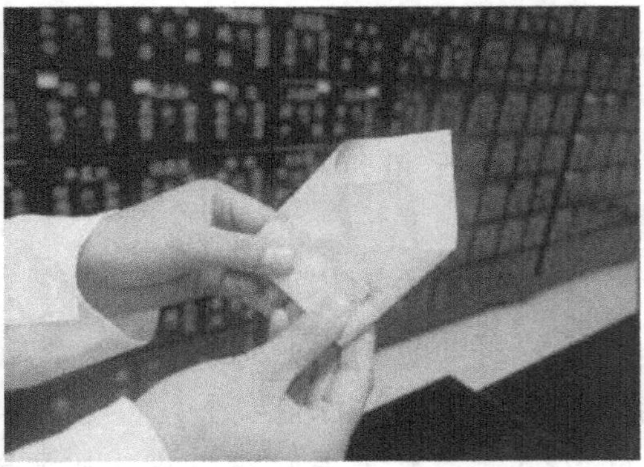

(6)

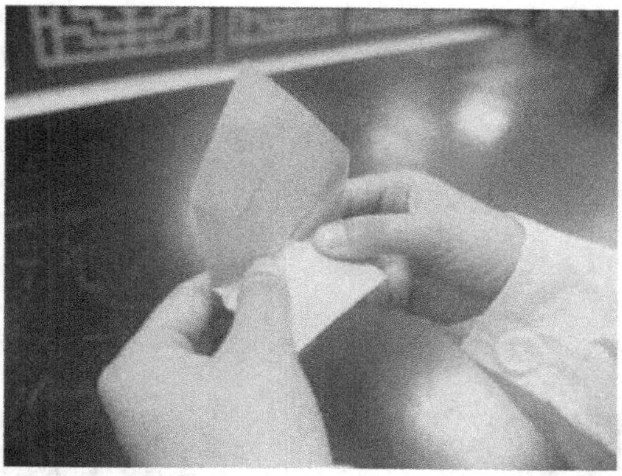

(7)

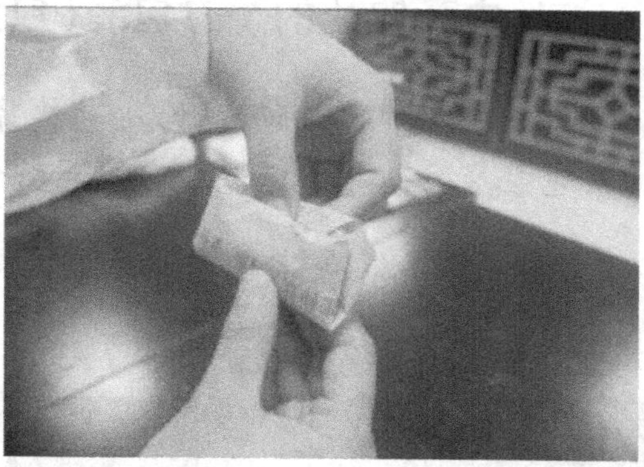

(8)

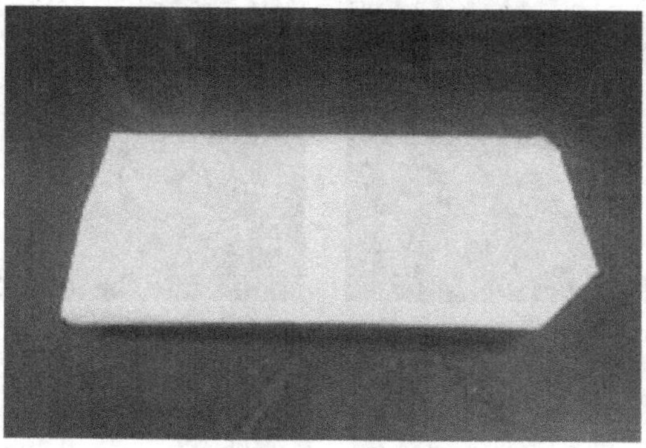

(9)

图7-2　长方形小包包装过程

2. 操作步骤

(1)将正方形包装纸平放于调剂台上,使其4个角对准上下左右4个方位,把中药饮片放在纸的中间。

(2)将纸的下角向上角方向对折。若饮片量较多时,对折线可低一些;饮片量较少时,对折线可高一些。

(3)再折一层,防止粉末状或细小种子药物撒漏。

(4)将右角向左对折约1/3。

(5)右手捏住对折处,用左手指轻敲包装纸,使中药饮片向中心处集中。

(6)将左角向右对折约1/3。

(7)将上角向下对折。

(8)将对折后剩余的上角塞入左下角对折形成的夹缝中。

(9)在小包上注明饮片名称和处理的方法。

二、中药饮片的整方包装(包大包)

中药饮片的整方包装,即中药饮片调配并复核后,混合包装于包装纸中。此种包装又分为单层纸包装与双层纸包装。包装方法如下所示。

(一)单层纸燕窝包包法

1.单层纸燕窝包包法见图7-3。

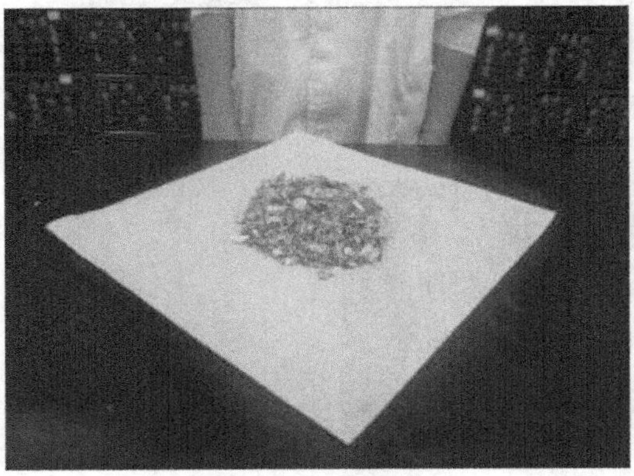

(1)

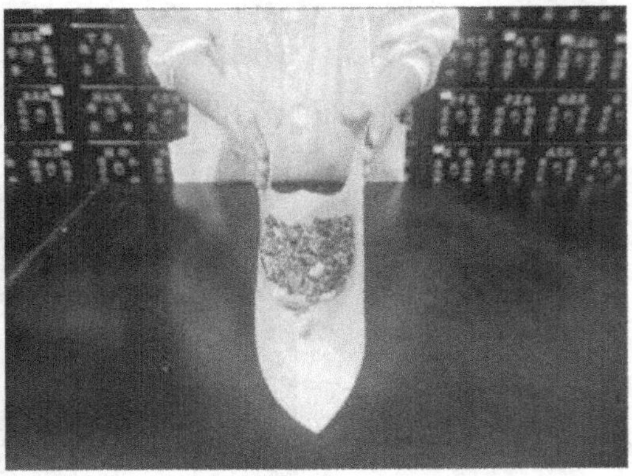

(2)

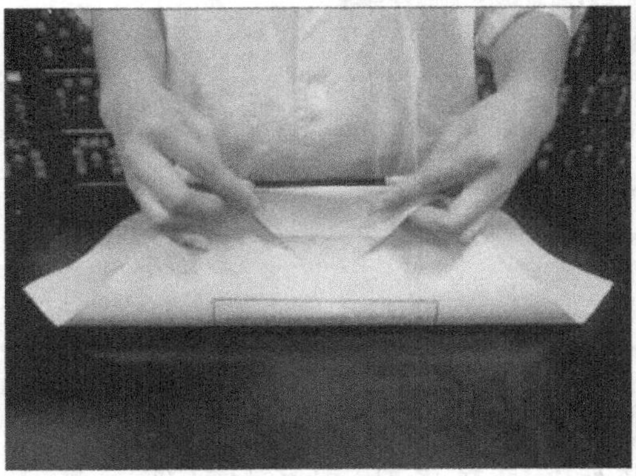

(3)

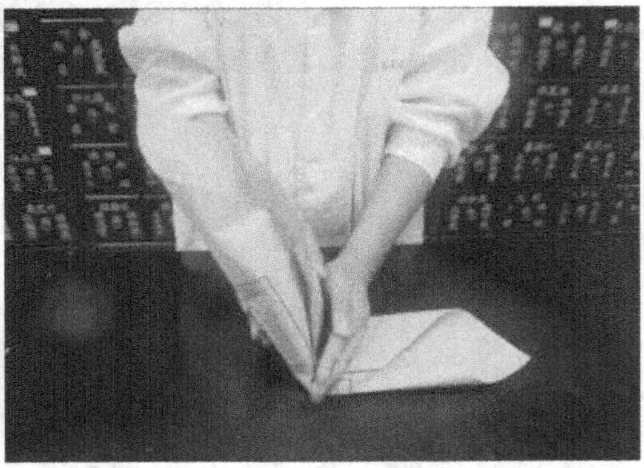

(4)

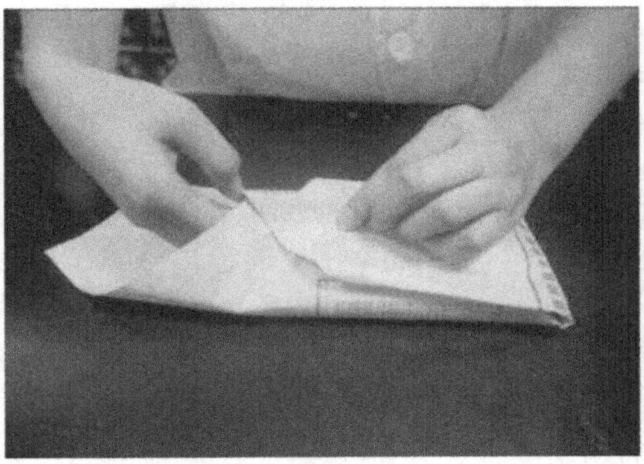

(5)

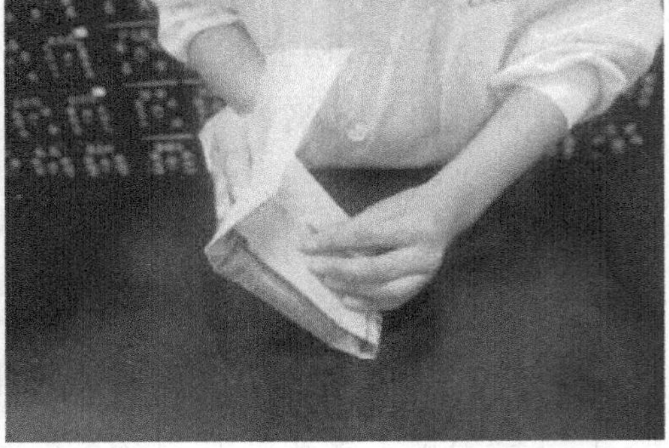

(6)

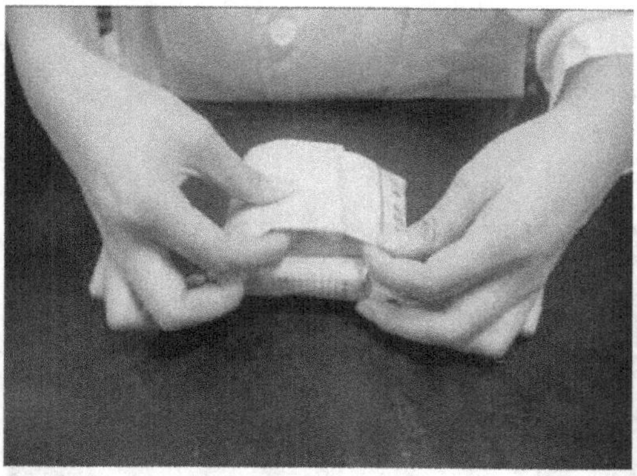

(7)

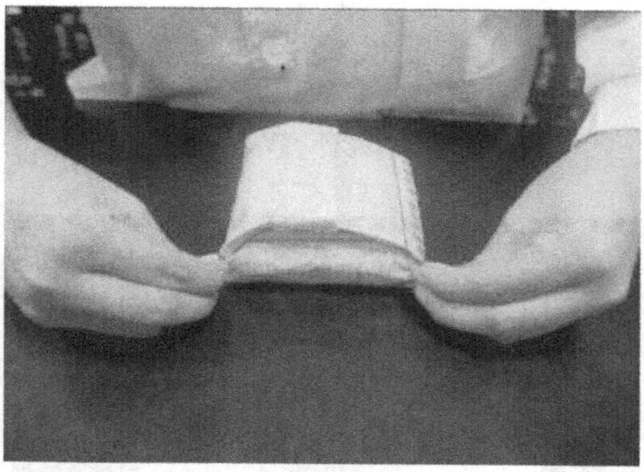

(8)

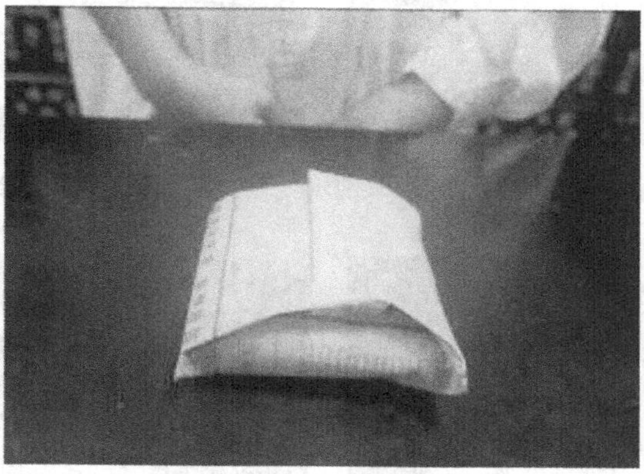

(9)

图7-3　单层纸燕窝包包装过程

2. 操作步骤

(1)将调配的中药饮片放置于中央,将包装的纸角放在正前方。

(2)双手提起门票的前后两角对齐,将纸角上部的1/4处,沿直线折叠下压。

(3)右手掐住中间折纸处,并压住包装右角,顺势将包装抬起,将包装左角折至中央并下压,右手松开。

(4)左手掐住包装中间处,抬起包装右侧,将右角折至中间。

(5)将包装放平,中间处向内掖口折叠2次。

(6)整理包装4个角,使其平整。

（二）单层纸梯形包包法

1. 单层纸梯形包包法见图7-4。

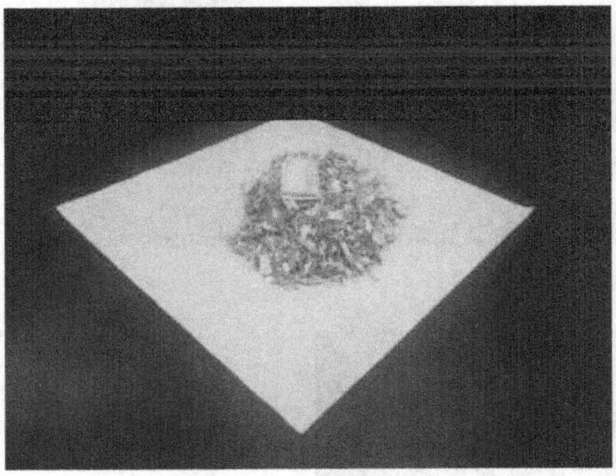

（1）

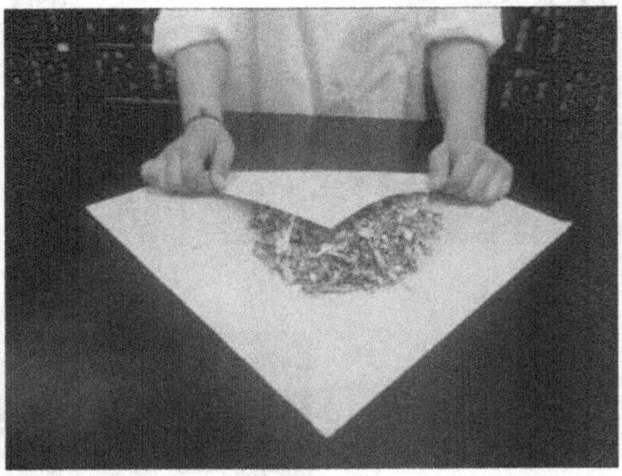

（2）

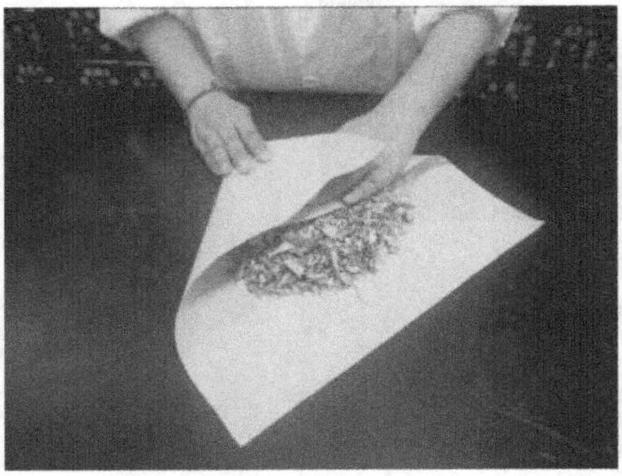

（3）

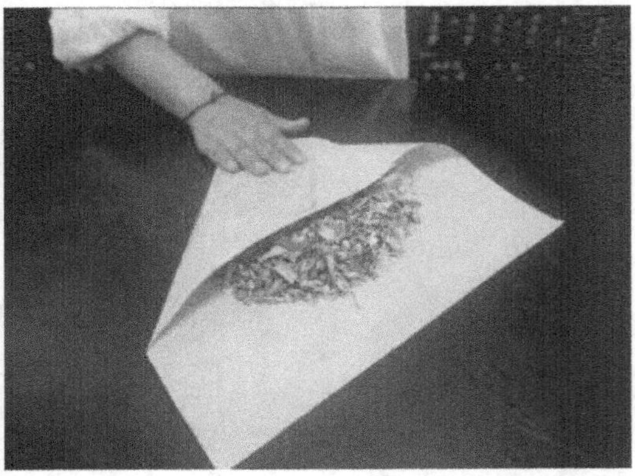

（4）

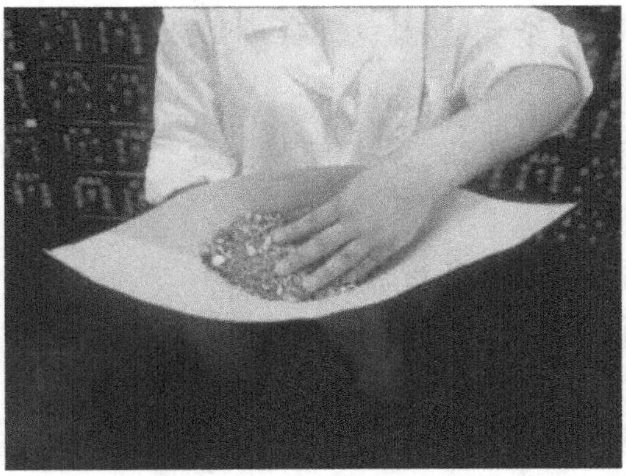

（5）

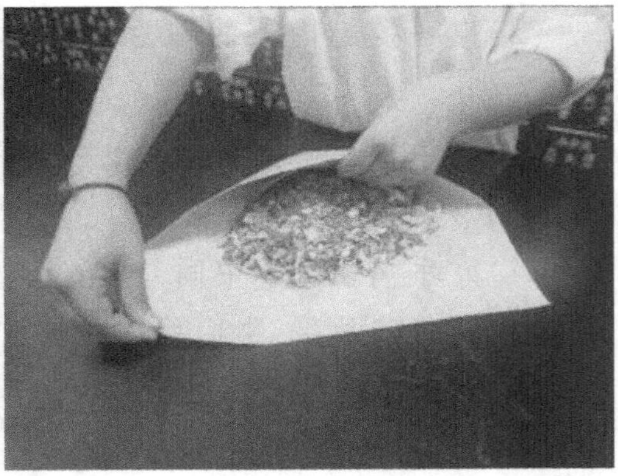

（6）

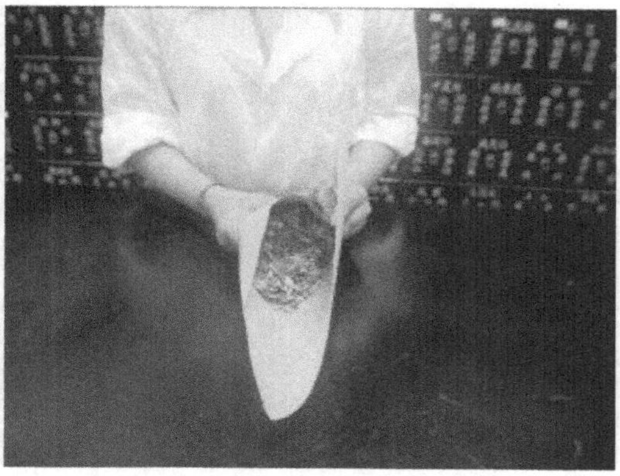
（7）

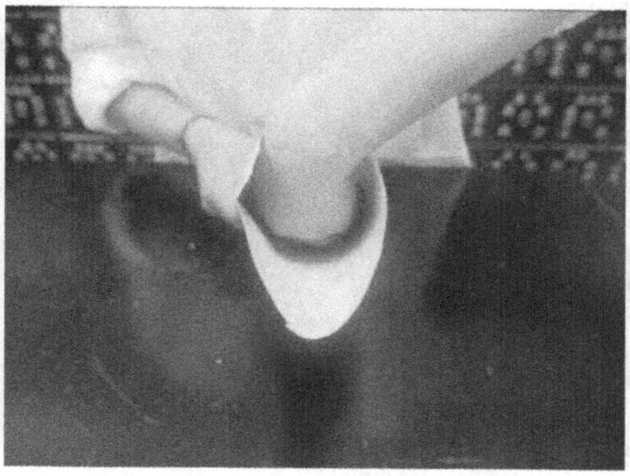
（8）

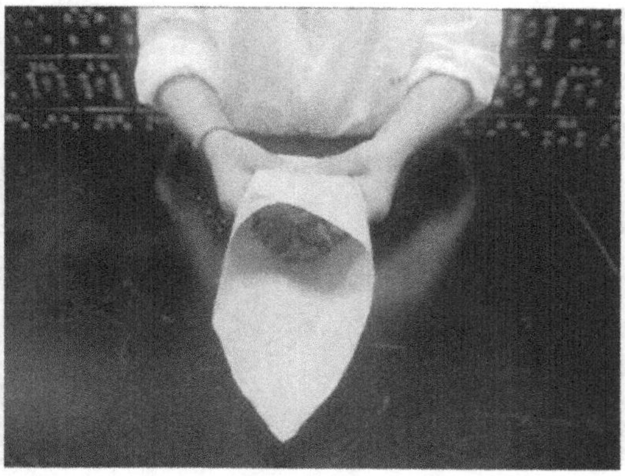
（9）

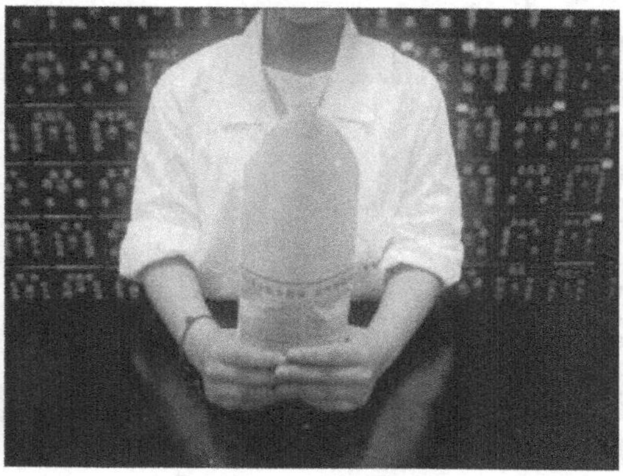
（10）

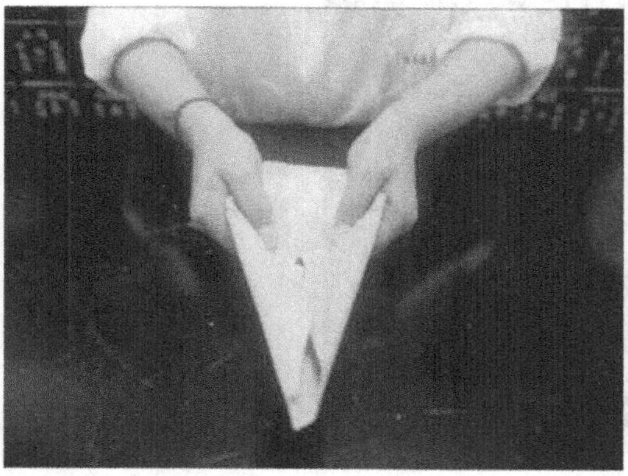
（11）

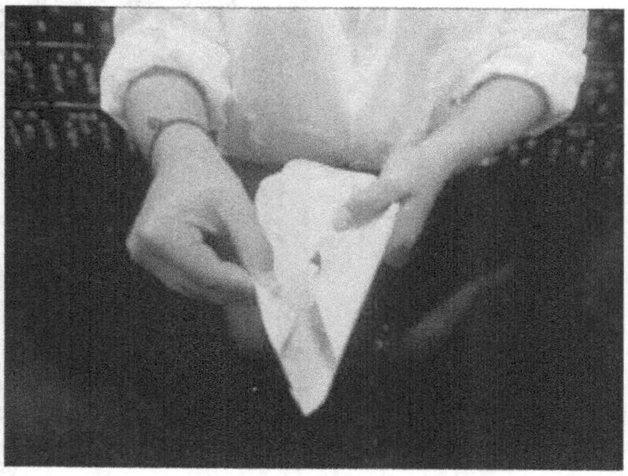
（12）

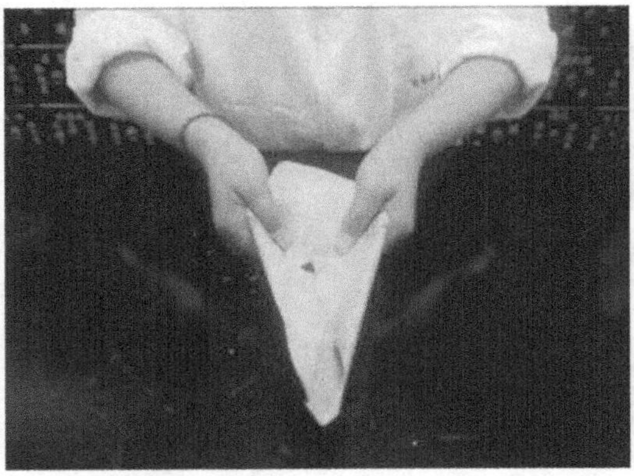

（13）

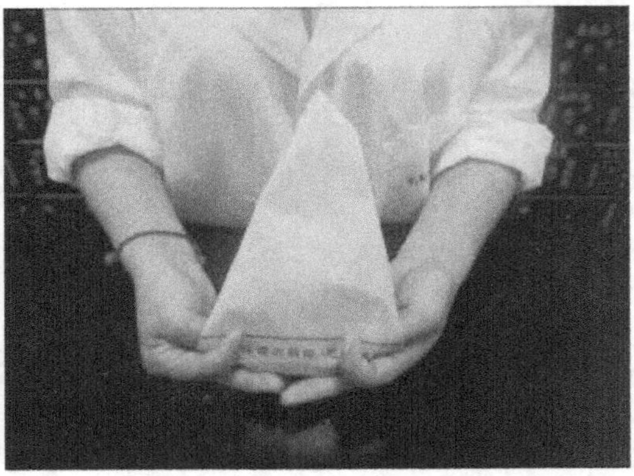

（14）

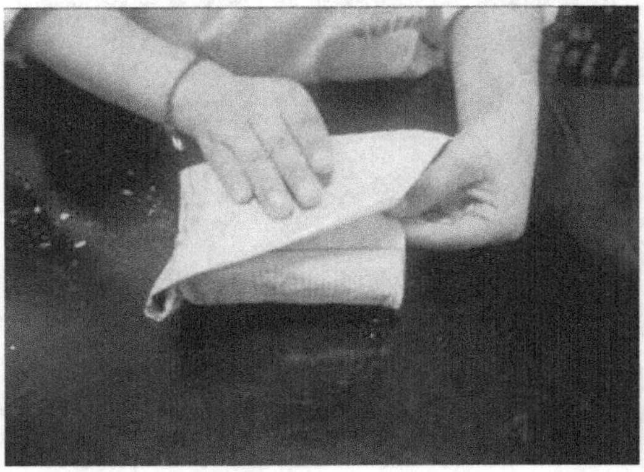

（15）

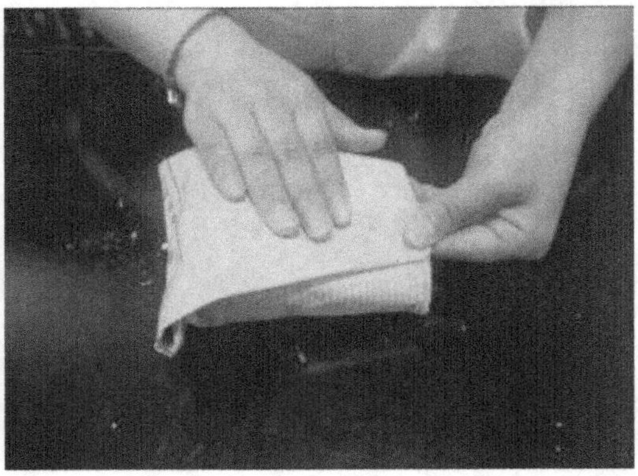

（16）

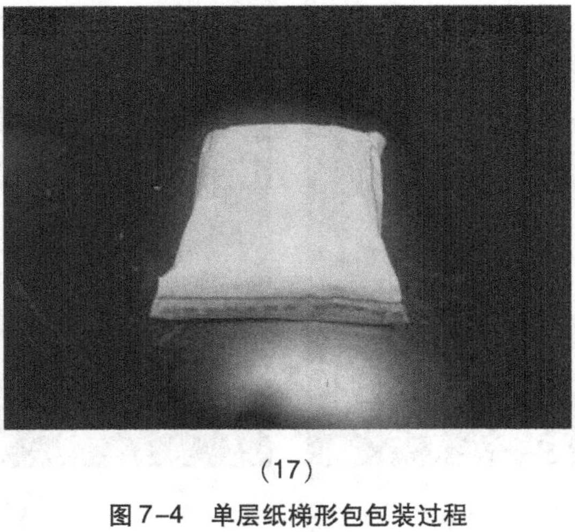

（17）

图 7-4　单层纸梯形包包装过程

2. 操作步骤

(1) 将正方形包装纸平放于调剂台上，使其4个角对准上、下、左、右4个方位，把中药饮片放在纸的中间，有特殊处理的小包时，将其放入群药之上。若所包中药饮片多质地松泡，需用手稍微按紧凑些，以减少所占体积，习称“压包”。

(2) 将纸的下角向上角对折。若饮片量较多时，对折线可低一些；若饮片量较少时，对折线可高一些。

(3) 将右角向左上方对折，形成一钝角。

(4) 一手捏住对折后重叠的部分，另一手整理饮片，使其集中，以防撒药。

(5) 右手捏住右角的对折部分，左手将左角向右上方对折，形成一钝角。

(6) 将折后外漏边角折回。

(7) 在此整理饮片，使其集中压实。

(8) 两手握住药包，将其竖立，饮片集中于底部。

(9) 两手大拇指向下向内压对折部分，使饮片集中，同时包装纸两侧外散部分自然内收。

(10) 将两边往里收的纸捋直。

(11) 注意手的姿势，将上角折回。

(12) 将上角外漏部分塞入夹缝中。

(13) 整理包装后形成的4个角，使其有棱有角呈梯形。

(三) 双层纸包包法

1. 双层纸包包法见图7-5。

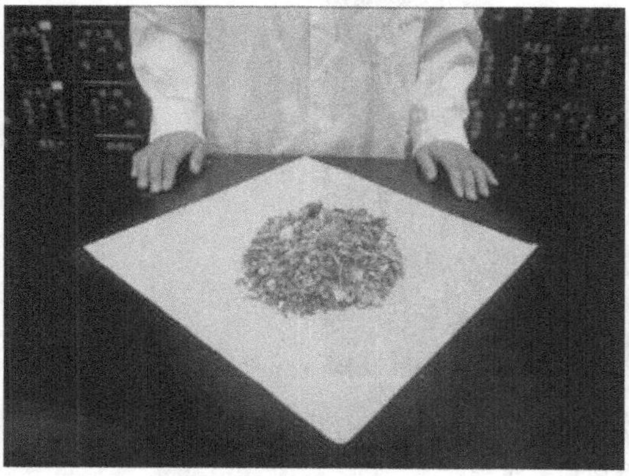

(1)

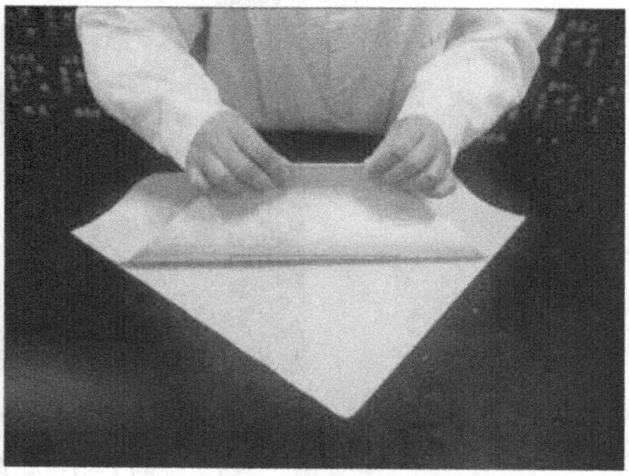

(2)

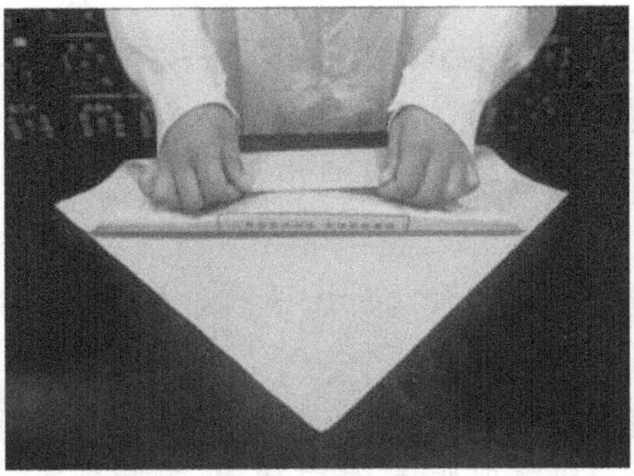

（3）

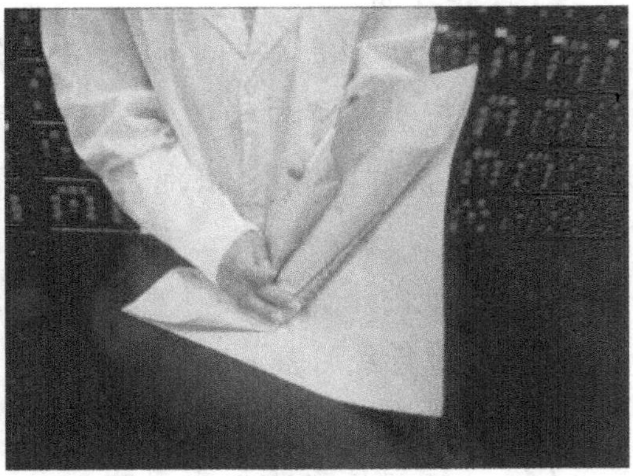

（4）

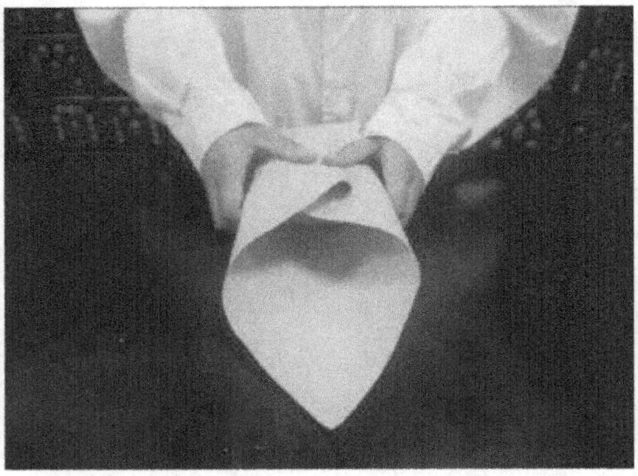

（5）

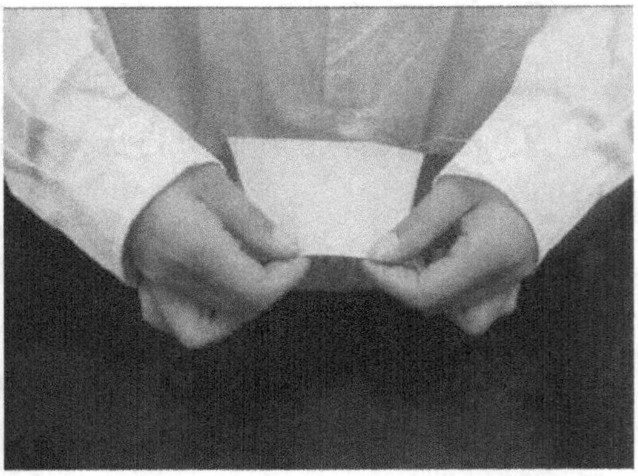

（6）

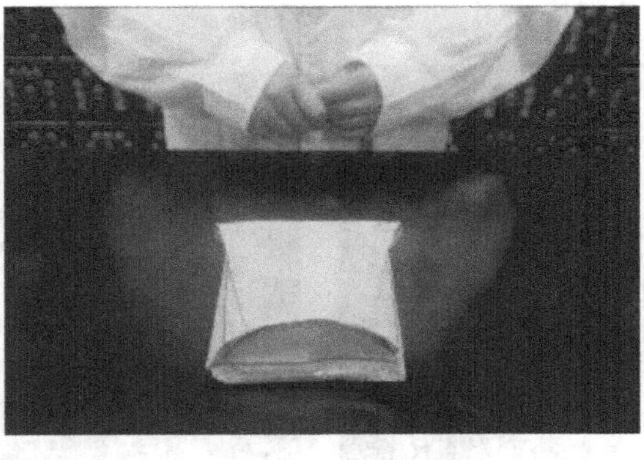

（7）

图7-5 双层纸包包装过程

2. 操作步骤　双层纸包装，使用两层包装纸进行包包装，外层使用“门票”，内层使用较软的衬纸。

(1) 将调配后的中药饮片放置“门票”的中央，双手提起下角的两层包装纸与上角的内层纸对齐，在纸角的1/4处，沿直线折叠下压。

(2) 右手掐住中央折纸处，并压住包装右角，顺势将包装抬起，将包装左角折至中央并下压。

(3) 左手掐住包装中间处，抬起包装右侧，将右角折至中间。

(4) 将包装放平，将上角的外层纸向下折叠，把多余的纸角向内折叠，并双掖口进行折叠。

(5) 整理包装，使其平整。

另外，还有“一口印”包包装，即将处方中的每一味中药饮片，采用小包单独包装，再将小包在“门票”上逐层码放，呈金字塔形，码放时要求所有的小包包口向外，再用“门票”将所有小包整体包装，包装后的大药包，形似金字塔，又如古时“官印”，故此种包装方法得名“一口印”。此种包装方法非常具有传统特色，现在已经很少使用。

三、捆扎

中药饮片经攒包包装后，为了方便患者携带，还需对其进行必要的捆扎。捆扎要求做到牢固、便携。

1. 捆扎方法如图7-6所示。

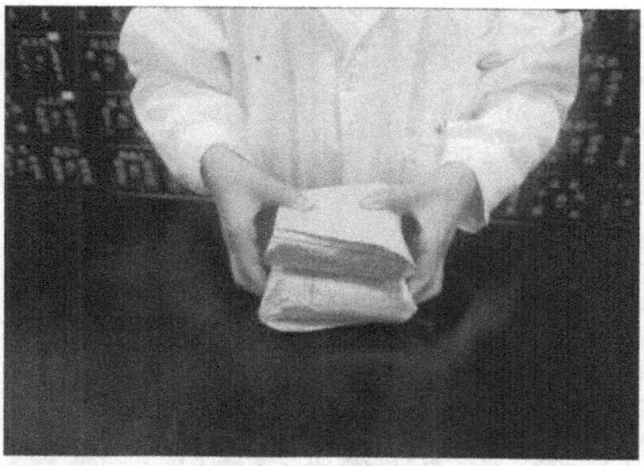

(1)

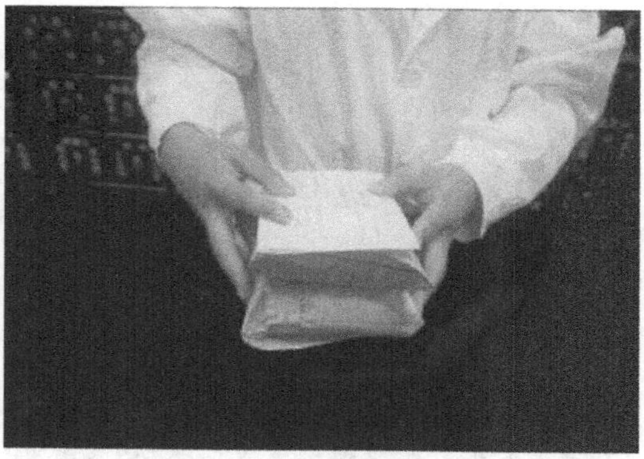

(2)

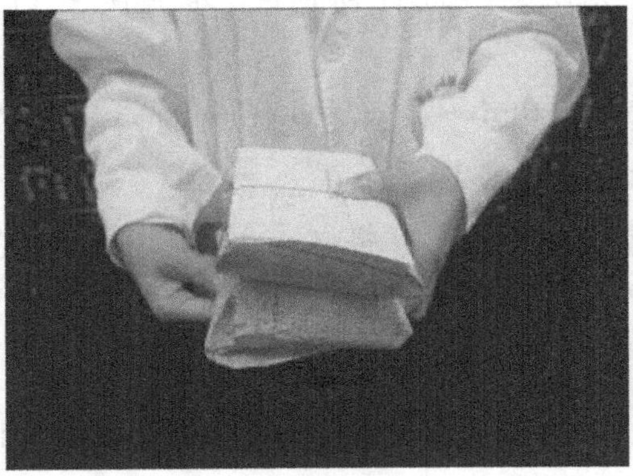

（3）

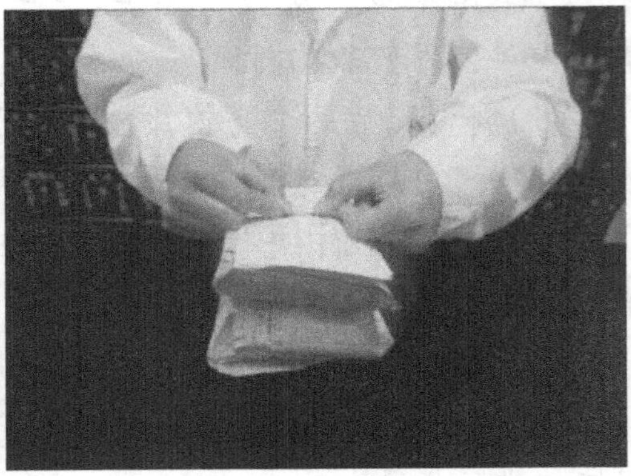

（4）

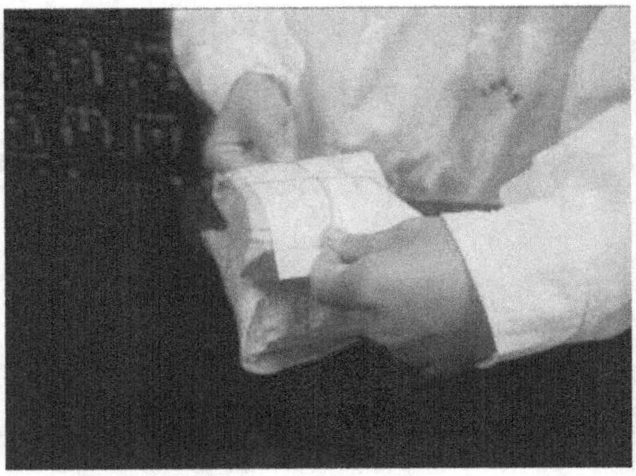

（5）

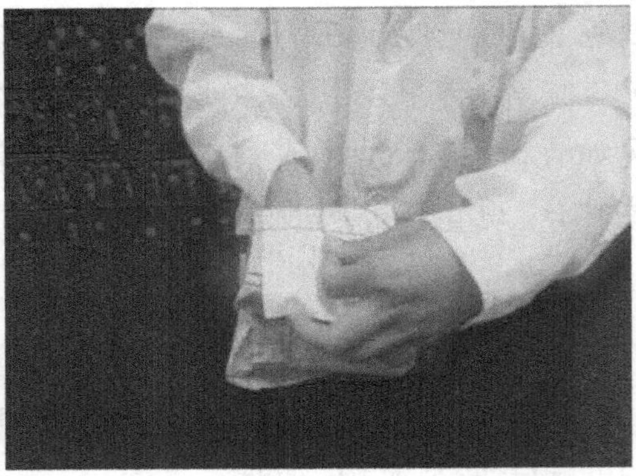

（6）

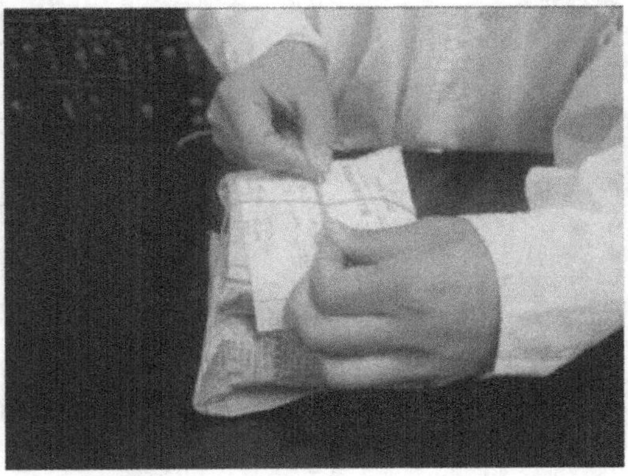

（7）

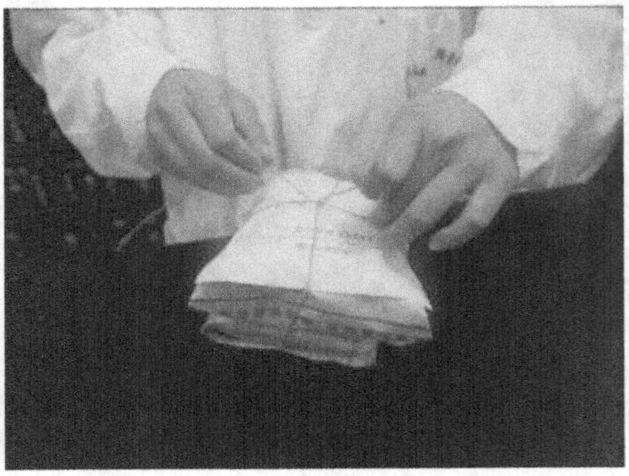

（8）

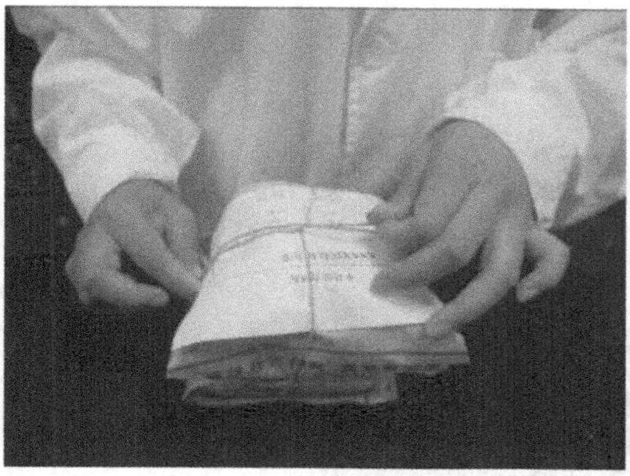

（9）

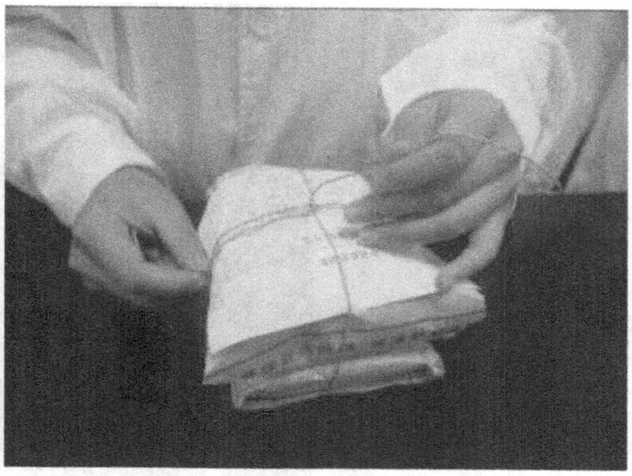

（10）

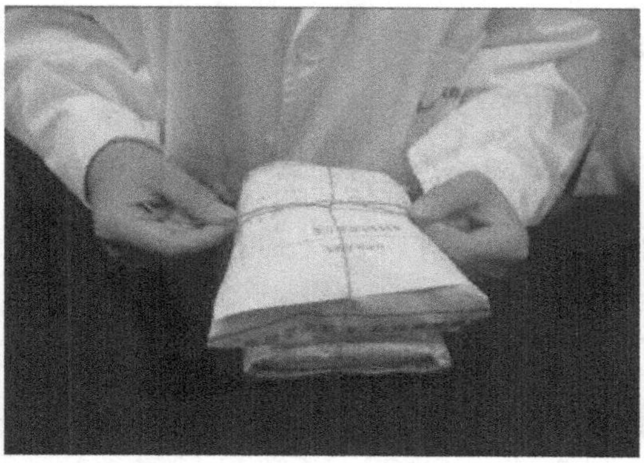

（11）

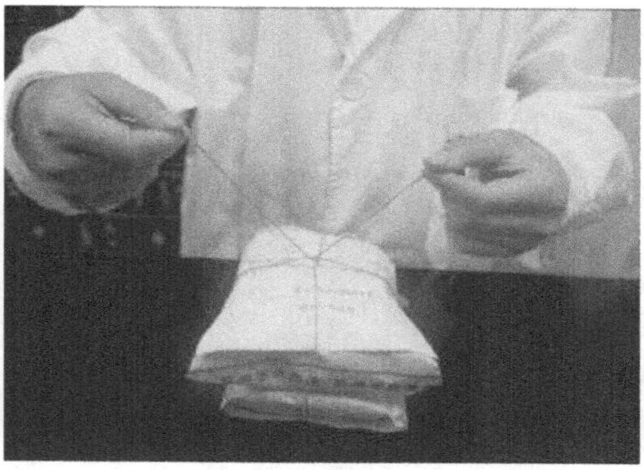

（12）

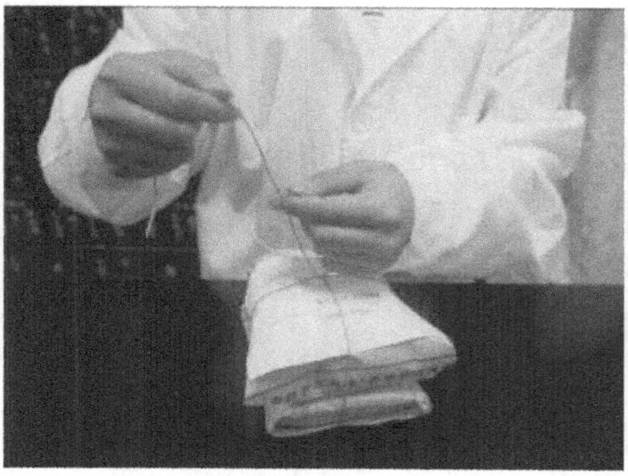

（13）

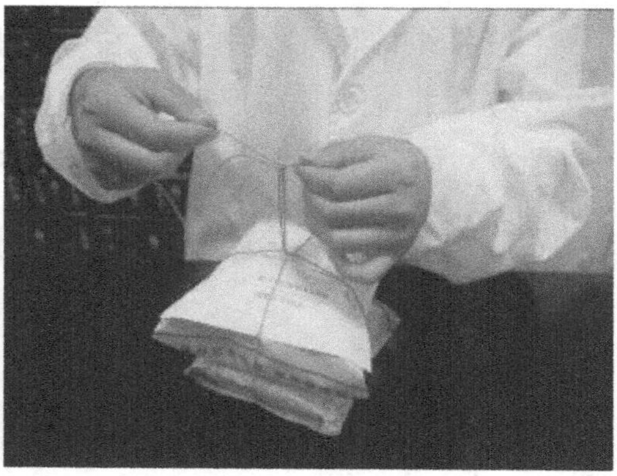

（14）

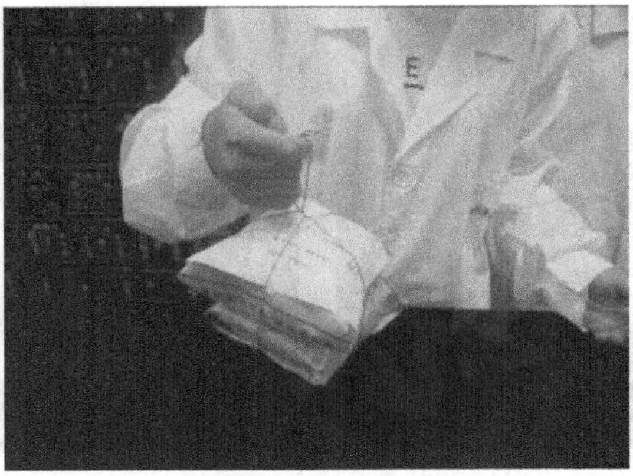

（15）

图7-6 捆扎步骤

2. 操作步骤

(1)注意怎样摆放药。通常第一包药包的折扣面朝下,因为此面有多层包药纸,比较厚实不易磨破,其他药包交叉摆放,最后一包折扣面朝上。

(2)将处方置于最上方,并将处方前记部分外露,以便发药时核对信息。

(3)左手握绳,将其压于药包中心位置,右手向下拉绳。注意捆扎绳头预留的长度要适宜。

(4)右手将绳由药包底部向上绕至顶部。

(5)左手依然压绳一端于药包中心,右手旋转药包使绳呈十字交叉。

(6)左手再次拉紧绳一端,右手向下拉绳,将绳由底部绕至顶部。

(7)将药包旋转,使绳的两端交叉后拧在一起。

(8)将绳的两端分别从左右两侧捆扎绳绕出,打结。

(9)捆扎绳头要留出4个手指的长度,打活结,方便患者拎药包。

此外,部分中药饮片零售店选择大小适宜的纸袋盛放中药饮片。

任务八 发药操作

学习目标

1. 能够明确发药常规相关内容。
2. 能够明确发药交代相关内容。
3. 能够明确发药的流程及操作要求。
4. 能够规范使用与患者交流的语言技巧。
5. 能够正确进行发药操作。
6. 能够使用各种工具查阅资料，有团队合作精神和主动解决问题的能力。
7. 形成爱岗敬业的态度和社会责任感。

建议课时

6 课时。

情景案例

某药店的坐堂医崔医生接诊了一名患者，具体情况如下。

李某，男，20 岁，学生。初诊：昨天下午因受凉于今晨 7 点左右突发高热，伴头痛，微恶寒，鼻塞，流浊涕，咽痛。T 39.1 ℃，舌红、苔薄黄，脉浮数。

经过辨证，中医诊断为感冒（风热表证）。

处方如下：连翘 15 g，金银花 15 g，桔梗 6 g，薄荷 6 g，淡竹叶 4 g，荆芥穗 4 g，淡豆豉 5 g，牛蒡子 6 g，生甘草 5 g。3 剂，每日煎服 1 剂，早晚各 1 次。

现在该处方已经包装捆扎完毕，你作为药店的中药店员，请按照中药饮片发药流程进行发药操作。

工作流程与活动

活动名称及课时分配见表 8-1。

表 8-1 活动名称及课时分配

活动序号	活动名称	课时安排	备注
1	获取任务	1	
2	资料收集	1	
3	制定方案	1	
4	实施	2	
5	总结与拓展	1	

活动一　获取任务:发药操作案例

学习目标

1. 通过识读任务书,能明确任务要求并清晰表达任务内容。
2. 能够按照要求分析情景案例。

学习过程

一、教师下达任务书

任务书见表8-2。

表8-2　任务书

项目	发药操作
任务名称	对情景案例中的中药处方进行发药操作
任务目标	1. 能明确任务要求并清晰表达任务内容 2. 能够按要求分析情景案例
小组成员	
具体任务	1. 通过识读任务书,描述任务内容。 2. 按照教师要求,分析情景案例
任务实施要求	1. 小组成员讨论、分工协作共同完成任务 2. 完成任务过程中小组成员必须遵守课堂纪律 3. 完成任务后小组要认真进行总结和归纳

二、通过识读任务书，请同学们描述任务内容

以小组为单位，进行小组比赛，看哪组回答得既全面又准确。

三、分析结果

请各组分别叙述案例分析的结果。

活动二　资料收集:发药操作资料准备

学习目标

1. 能够使用工具书及网络,快速准确收集资料,准确描述发药常规相关内容。

2. 能够准确描述发药交代相关内容。

学习过程

一、发药常规

在发药过程中要做好的几点技术要求包括核对、叫号、________、结束用语、签字及暂时无人领取药品的处理。

1. ________:药品送达发药窗口,发药人首先要审查处方,在药品出门前,最后一次核对是否有________现象、是否有药物间的________、是否有其他用药不适宜的情况。确认没有问题后再核对药品。查看剂数、附带药品是否与________相符;内服、外用药是否用专用包装;包扎是否坚固,包装纸(袋)是否完整、有无破损或污染。

2. ________:呼叫处方上的患者姓名,核对患者取药凭证上的流水号,再核对________上的科别、医师、药品金额等,确认无误后方可________。

3. 发药与交代:将包装好的药品交给患者,并与患者共同核对剂数、单包药、附带药是否齐全。同时交代________、________,并对服药期间的禁忌、可能发生的不良反应及用药注意事项等问题对患者加以说明;对有单包药的,要检查单包药的包装上是否标注了________的方法,同时还应该向患者交代清楚具体操作和注意事项等。

4. 结束用语:发药完毕后,以“您的药齐了”“请走好”或“祝您早日康复”作为结束即可,切勿使用“再见”“欢迎再来”等容易引起患者心理不舒服的语言。

5. 签字：________在处方“发药”栏签字或盖章。

6. 暂时无人领取药品的处理：对于暂时无人领取的药品，可以放置于专门的药架上，做好临时存放登记。切记________不得与药品分开，以免错发，酿成事故。

二、发药交代

（一）交代汤剂的煎煮方法

1. 如果患者不需要代煎，回家自行煎煮，则需要交代清楚汤剂的________。

2. 自行煎药一般使用________或________，切勿使用铜锅__________、________、锡锅作为煎药器具。

3. 通常中药饮片不需要清洗，直接加水超过药物表面 3～5 cm，浸泡________min 左右，________煎煮至沸腾，改用________，煎煮 20～30 min，用纱布过滤，药液备用，再加水超过药物表面 1～2 cm，煎煮 10～20 min，过滤，用纱布把药渣拧干，药液与头煎药液合并。控制每剂药液在________mL，遵医嘱分次服用。

4. 发药时有需要特殊处理的药物要特别加以说明，如__________、后下________、________、烊化、另煎、冲服等。

（二）交代服药方法

1. 根据病情轻重及患者体质强弱可采用的服药方法有________、顿服、________等。

2. 如何根据病情和药性来定服药时间？

3. 汤剂的服药温度要视病情、药性的差异调整，一般汤剂要温服，忌大热或过冷；解表药必须________，________、________宜热服；呕吐患者或中毒患者均宜________。

4. 成人服药量一般每次________mL，每日 2 次。

5. 服药期间的饮食禁忌，俗称________。

6. ________又称引药、药引子，是中药的特色之一。

7. 药引的作用有哪些？

8. 常用的药引有哪些？

（三）交代用药注意事项

有些特殊状况，在发药时需向患者交代清楚，以免引起事故和纠纷。那么，需要交代的用药注意事项有哪些？

活动三 制定方案:发药操作方案

学习目标

1. 能够明确发药流程及操作要求。
2. 能够确定发药交代的内容。

学习过程

一、发药流程

结合情景案例,填写发药流程表(表8-3)。

表8-3 发药流程

步骤	操作要点
审查核对	
叫号	
发药与交代	
语言技巧	
签字	

二、确定发药交代的内容

1. 交代煎煮方法。
2. 交代服药方法。
3. 交代特殊处理饮片的煎煮方法。

4. 礼貌用语。
5. 签字。
6. 清场。

活动四 实施:发药操作

学习目标

能够在规定时间内按照发药流程进行发药操作。

学习过程

一、按照发药流程发药

情景模拟,针对情景案例中的处方案例,模拟发药流程。

二、签字

________在复核发药栏签字。

活动五 总结与拓展:发药操作

学习目标

1. 能够对发药操作进行总结。
2. 能独立完成同类任务拓展练习。

学习过程

一、成果展示及成绩评价

评价标准见表 8-4。

表 8-4 评价标准

项目	评价要求	分值	得分
发药操作	1. 审查处方,确认是否有用药不适宜的情况	10	
	2. 核对药物的种类、服数与处方是否相符。薄荷是否单包,包装纸包装是否完好	10	
	3. 扫描处方条形码,点击“直接叫号”栏,呼叫患者,核对患者取药凭证	5	
	4. 询问患者就诊的科别、医师、药品金额等,确认与处方一致	10	
	5. 将包装好的中药饮片交给患者,并与患者共同查对剂数	10	
	6. 交代患者如何煎煮及服用,薄荷后下	20	
	7. 规范用语的使用	10	
	8. 在处方“复核发药”栏签字,字迹清晰,不潦草	5	
工作态度	1. 着装整洁,不留长指甲 2. 工作环境保持整洁 3. 态度认真严肃	20	
总分			

二、同类任务拓展

请按照发药操作流程对下列处方进行发药操作。

处方一：白芷 10 g，金银花 6 g，野菊花 6 g，蔓荆子 10 g，薄荷 6 g，莱菔子 15 g，山楂 10 g，牡丹皮 12 g，石膏 30 g，桔梗 12 g。3 剂，每日煎服 1 剂，早晚各 1 次。

处方二：枳壳 15 g，金铃子 15 g，砂仁 9 g，郁金 15 g，三棱 10 g，鸡血藤 15 g，升麻 6 g，乳香 9 g，龙骨 30 g，佛手 9 g，车前子 10 g。3 剂，每日煎服1 剂，早晚各 1 次。

处方三：菊花 9 g，莲子 15 g，乌梅 15 g，板蓝根 10 g，瓦楞子 20 g，石斛 12 g，白芍 9 g，花粉 9 g，青黛 10 g，延胡索 20 g。3 剂，每日煎服 1 剂，早晚各 1 次。

三、评价

考核评价见表 8-5。

表 8-5　考核评价

项次	项目要求		配分	评分细则	自评得分	小组评价	教师评价
1. 素养（40 分）	纪律情况（15 分）	按时到岗，不早退	5	违反规定，每次扣 5 分			
		积极思考，回答问题	5	根据上课统计情况得 1 ~ 5 分			
		三有一无（有本、笔、书，无手机）	5	违反规定每项扣 3 分			
		执行教师命令	0	此为否定项，违规酌情扣 10 ~ 100 分，违反校规按校规处理			
	职业道德（10 分）	能与他人合作	3	不符合要求不得分			
		主动帮助同学	3	能主动帮助同学得 3 分，被动得 1 分			
		追求完美	4	对工作精益求精且效果明显得 4 分，对工作认真得 3 分，其余不得分			

续表8-5

项次	项目要求		配分	评分细则	自评得分	小组评价	教师评价
1. 素养（40分）	5S（10分）	桌面、地面整洁	5	自己的工位桌面、地面整洁无杂物得5分，不合格不得分			
		物品定置管理	5	按定置要求放置得5分，其余不得分			
	快速阅读能力（5分）		5	能快速准确明确任务要求并清晰表达得5分，能主动沟通在指导后达标得3分，其余不得分			
2. 职业能力（40分）	发药交代的内容（10分）	发药交代的内容	10	能全部掌握得10分，部分掌握得3～7分，不清楚不得分			
	发药操作流程（20分）	发药操作流程	20	能全部掌握得20分，部分掌握得5～15分，不清楚不得分			
	同类任务拓展（10分）	能按照发药操作流程规范完成同类任务	10	能规范进行发药操作得10分，操作不规范得3～7分，不实施不得分			
3. 工作页完成情况（20分）	按时完成工作页（20分）	及时提交	5	按时提交得5分，迟交不得分			
		内容完成程度	5	按完成情况分别得1～5分			
		回答准确率	5	视准确率情况分别得1～5分			
		有独到的见解	5	视见解程度分别得1～5分			
总分							
加权平均（自评20%，小组评价30%，教师评价50%）							
教师评价签字：				组长签字：			

续表 8-5

<table>
<tr><th>项次</th><th>项目要求</th><th>配分</th><th>评分细则</th><th>自评得分</th><th>小组评价</th><th>教师评价</th></tr>
<tr><td colspan="7">请你根据以上打分情况，对本任务中的工作和学习状态进行总体评述（从素养的自我提升方面、职业能力的提升方面进行评述，分析自己的不足之处，描述对不足之处的改进措施）：</td></tr>
<tr><td colspan="7">教师指导意见：</td></tr>
</table>

知识链接

发药

发药是将包装好的药物交付顾客，是中药饮片调剂工作的最后一个环节，发药人员应再次核对，无误后方可发给顾客。发药工作虽然简单，但稍有疏忽错发药物，其后果就不堪设想。

一、发药常规

发药人除了要耐心细致、有高度的责任心和全面扎实的专业知识外，在发药过程中还要做好以下几点技术要求：包括核对、叫号、发药与交代、结束用语、签字及暂时无人领取药品的处理。

1. 核对　药品送达发药窗口，发药人首先要审查处方，在药品出门前，最后一次核对是否有重复给药现象、是否有药物间的配伍禁忌、是否有其他用药不适宜的情况。确认没有问题后再核对药品。查看剂数、附带药品是否与处方相符;内服、外用药是否用专用包装;包扎是否坚固,包装纸(袋)是否完整、有无破损或污染。

2. 叫号 呼叫处方上的患者姓名,核对患者取药凭证上的流水号,再核对科别、医师、药品金额等,确认无误后方可发药。

3. 发药与交代 将包装好的药品交给患者,并与患者共同核对剂数、单包药、附带药是否齐全。同时交代煎煮方法、服用方法,并对服药期间的禁忌、可能发生的不良反应及用药注意事项等问题对患者加以说明;对有单包药的,要检查单包药的包装上是否标注了特殊处理的方法,同时还应该向患者交代清楚具体操作和注意事项等;如需另加入药引,也要向患者详细说明,并标注在大包药的包装上,以示提醒;若处方中含有毒、麻中药,也要告知。若为外用药,需特别强调,以免患者误食。

4. 结束用语 发药完毕后,以"您的药齐了""请走好"或"祝您早日康复"作为结束即可,切勿使用"再见""欢迎再来"等容易引起患者心里不舒服的语言。

5. 签字 发药人在处方"发药"栏签字或盖章。

6. 暂时无人领取药品的处理 对于暂时无人领取的药品,可以放置于专门的药架上,做好临时存放登记。并用活动挡板将不同患者的药隔开,以免弄混。切记处方不得与药品分开,以免错发,酿成事故。

二、发药交代

发药交代是调剂工作的最后环节,也是最考验调剂人员业务能力和知识素养的环节。它关系到患者能否准确执行医嘱。如患者取药后使用不当,就会延误治疗,甚至危及生命。发药时要用通俗的语言将药品的煎法、服法、禁忌及注意事项等内容明确交代,保证患者用药安全。

(一)交代汤剂的煎煮方法

1. 中药饮片绝大多数是制成汤剂使用。如果患者不需要代煎,回家自行煎煮,则需要交代清楚汤剂的煎煮方法。

2. 自行煎药一般使用砂锅或不锈钢锅,切勿使用铁锅、铜锅、铝锅、锡锅作为煎药器具。

3. 通常中药饮片不需要清洗,直接加入自来水超过药物表面 3 ~5 cm,浸泡 30 min 左右,武火煎煮至沸腾,改用文火,煎煮 20 ~

30 min,用纱布过滤,药液备用,再加水超过药物表面1~2 cm,煎煮10~20 min,过滤,用纱布把药渣拧干,药液与头煎药液合并。控制每剂药液在300~400 mL,遵医嘱分2~3次服用。

4. 发药时有需要特殊处理的药物要特别加以说明,如先煎、后下、包煎、烊化、另煎、冲服等。

若同时使用有小包装饮片,则需提醒患者,小包装药品要按照处方上的用量,拆开与大包药一起浸泡煎煮。

(二)交代服药方法

根据病情轻重及患者体质强弱可采用的服药方法有分服、顿服、频服等。

1. 服药时间　必须根据病情和药性而定。一般来说,病在上焦者宜饭后服药,病在下焦者宜饭前服药。

(1)一般汤剂宜在饭后30~60 min内服用。

(2)对胃肠有刺激的药物宜在饭后立即服用,以减轻对胃肠的刺激。

(3)滋补类药宜早晚空腹服,饭前1 h服药易于吸收。

(4)镇静安神药宜在睡前服。

(5)治疗疟疾药宜在发作前2~3 h服用,以达到截疟的作用。

(6)发散解表药宜在饭后服用,以防出汗过多而引起虚脱。服用发汗解表药后,还要注意避风保温,使全身微微汗出,切忌大汗淋漓,引入外邪。

(7)驱虫药、攻下药、祛湿药宜早晨空腹时服。空腹服用,药力集中,起效快。

(8)慢性病服药必须定时,使其在体内保持一定的血药浓度。

(9)特殊方剂应遵医嘱。

2. 服药温度　汤剂的服药温度要视病情、药性的差异调整,使药物更好地发挥疗效。“治热以寒,温而行之;治寒以热,凉而行之”,以及“姜附寒饮”“承气热服”等均指此而言。

一般汤剂要温服,忌大热或过冷;解表药必须热服,急证用药、寒证用药宜热服;呕吐患者或中毒患者均宜冷服。

3. 服药量　成人服药量一般每次100~150 mL,每日2次。儿童服用量一般应按年龄大小区别对待。

4. 服药期间的饮食禁忌　俗称“忌口”,指服药期间不宜同时进食与药性相反或影响治疗效果的食物或饮品,注意服药与调养相结合。

服药期间,宜少食豆类、肉类、生冷及其他不易消化的食物,饮食方面应注意忌食生冷、油腻、辛辣的食物,原则上忌饮浓茶,没必要另外补充维生素。

5. 药引　药引又称引药、药引子,是中药的特色之一,是一种配合中药汤剂或中成药使用的服药方法。药引子具有引导药物发挥疗效,扩大方药应用范围,兼有解毒、调和脾胃的功能。药引子在治疗上虽只是个“配角”,但作为中药的“向导”,作用不可低估,使用得当,有时能达到“药半功倍”的效果。

(1)中药药引的作用:中医处方是按“君、臣、佐、使”的原则来配伍的,药引就是“使药”。药引的作用很多,主要如下。

1)引经作用:药引可引导药物对人体的某一部位或脏腑充分发挥治疗作用,如治疗肾阴亏的六味地黄丸,常以淡盐水作为药引送服,因为咸味可以引导药物入肾。

2)增强疗效:引经药作药引,可提高主药的疗效,如在治疗风寒感冒的辛温解表方中,常以生姜或葱白为药引,增强发汗解表作用;又如补气利水的黄芪,加健脾利水的茯苓为引,可提高利水功效。

3)解毒作用:有些药物有小毒,加入药引可降低或消除其毒性,如生天南星、生半夏加生姜为引;乌头、附子加饴糖为引,均可降低毒性。

4)缓和药性:有些药物作用猛烈,加药引可缓和药性,并保护正气。如葶苈大枣泻肺汤中,以大枣为引,缓和葶苈子的烈性,达到泻肺而不伤肺的目的。

5)保护脾胃:有些药物可刺激胃肠道,使消化吸收功能下降或出现胃肠道反应,加药引可保护脾胃。如清热解暑的白虎汤苦寒败胃,常加粳米以护胃扶正。

6)矫味作用:有些中药味苦或有异味不堪入口,可加药引以矫味,如治疗百日咳的猪苦胆、鸡苦胆,常以红糖或冰糖为药引。诸多中医处方中常以甘草为药引,因为甘草能调和诸药,并起矫味作用。

(2)几种常用药引介绍

1)生姜:辛,微温,入肺、脾经,具有发汗解表、温中止呕、温肺止咳的作用。如治疗风寒感冒,里寒呕吐时,常用生姜3~5片为引,以增强疗效。

2)葱白:辛,温,入肺、胃经,具有散寒通阳、解毒散结的作用。如治疗感受风寒,小便闭塞不通时,常用葱白5~7根为引。

3)芦根:具有清热、生津、止渴、止呕的作用。如治疗外感风寒及痘疹初起时,常用鲜芦根5~15 g为引。

4)黄酒或白酒:辛,温,具有温通经络、发散风寒的作用。用于风寒湿痹、腰腿疼痛、血寒经闭及产后诸疾、跌打损伤和疮痈初起时,如活络丸、跌打丸、独活寄生丸、七厘散等都可以用酒送服。黄酒常用量为25~30 mL,白酒酌减。另外,阿胶、龟板胶、紫河车等药物有腥臭味,用黄酒作药引子,有矫味作用。

5)盐:咸,寒,入肾、胃、大肠经。具有清火解毒的作用。中医认为咸走肾,故肾病见虚弱乏力、阳痿遗精、腰痛及发稀者,一般取食盐1~2 g,加开水溶化即可。

6)米汤:具有保护胃气的作用,减少苦寒药对胃肠的刺激,常用于送服补气、健脾、止渴、利尿和滋补性中成药。如更衣丸、香莲丸、十全大补丸等。

7)红糖:甘,温,具有散寒、活血、补益的作用,妇科血寒血虚诸症,如产后恶露不行、口干呕哕、虚弱血痢等症,常取红糖10~30 g,冲水半杯或一杯,此即为红糖引。

8)蜂蜜:甘,平,入肺、脾、大肠经,具有滋养、润燥、解毒的作用。如治疗肺虚燥热,肠燥便秘病症时,常用蜂蜜1~2汤匙为引。

9)大枣:甘,温,入脾、胃经,具有益气补中、养血安神、调和药性的作用,使用烈性药物(如甘遂、芫花、大戟等)时,常取大枣10~15枚缓和药性,防止中毒。也可用5~10枚煎汤送服补脾胃的中成药。

10)粳米:甘,平,入胃经,具有益气健胃的作用。如治疗火热病症需用大剂量苦寒药物时,常取粳米为引,以顾护胃气。

(三)交代用药注意事项

有些特殊状况,在发药时需向患者交代清楚,以免引起事故和纠纷。

(1)交代服药期间可能出现的不适症状,如轻微腹泻、排泄物颜色的改变等,告知患者这些症状在停药后可自行消失,消除患者疑虑。如果不良反应过重,应停药并立即就医。

(2)交代服药后可能出现的不良反应。如果服用安神类药物后不宜从事需要集中注意力的活动,如驾驶汽车、操作机器或高空作业等。

(3)如果开具的是发散药,应提示患者病好即停药,不用喝完全部汤剂。服用发汗解表药后,还要注意避风保温,微汗即可,切忌大汗淋漓。

(4)交代服药期间的饮食禁忌。一般忌食生、冷、辛辣、油腻食物,忌酒忌浓茶。对于有特殊忌口要求的药物也要向患者说明。

(5)对于一些异地或其他有特殊情况的患者,可能一次性开具了很长时间的药量,要提示患者存放时注意避光防潮。如果发现发霉、虫蛀等异常,切勿服用。

(6)煎煮好的汤剂不宜存放过久。因为汤剂中含有淀粉、糖类、蛋白质、维生素、挥发油、氨基酸和各种酶、微量元素等多种有效成分,存放过久,不但药效降低,而且会因空气、温度和细菌污染等因素的影响,使药液中的有效成分发酵水解,细菌繁殖滋生,药液变质,服用后对人体造成危害。

(7)若错过了服药时间,应当立即补上。但若已接近下次服药时间,就不用补了,到时间按量服用,切勿一次服用双倍剂量。

(8)若处方中有药引,需要告诉患者如何使用。

(9)若为外用药,要提示患者切勿内服。

药品一旦发错,后果不堪设想。调剂人员,一定要有很强的责任心,态度认真不松懈,注意力集中,养成良好的工作习惯,减少出错。同时还要不断地更新和完善自身的知识结构,提高业务水平,及时发现问题,避免事故发生。一旦发生差错事故,应及时采取补救措施,尽可能减轻后果,做好发药差错登记,同时向科室负责人报告;严重的差错事故应及时向上级职能部门及分管院长报告,以便及时处理,减少损失。

主要依据:《处方管理办法》卫生部令第53号,自2007年5月1日起施行。

关键点:“四查十对”,即查处方,对科别、姓名、年龄;查药品,对药名、剂型、规格、数量;查配伍禁忌,对药品性状、用法用量;查用药合理性,对临床诊断。

如何做好中药的发药工作

中药房发药是既简单而技术性又强的工作,如果调剂人员责任心不强,交代稍有疏忽,就会致使患者误服误用药物,甚至加重药物的毒副作用,造成不良后果。因此,要重视门诊中药房发药的交代工作。在发药时,根据病情、药性和治疗要求,将正确的应用方法告诉患者,对于充分发挥药效和确保用药安全具有十分重要的意义,现将如何做好中药发药体会介绍如下。

1. 核对　发药时应仔细认真地核对患者的姓名、科别、床号、住址、处方编号、调配取药牌号、中药剂数和现金记账发票等,全都符合后,确保做到准确无误。方可将药物发给患者。

2. 简明交代煎药的方法　应告诉患者如何选择煎药的器具、煎药的火候、煎煮的时间长短等,交代处方中药物煎煮的处理及处方中需做特殊处理的药物的处理方法,如先煎、后下、包煎、另煎、冲服、烊化、磨汁服、泡服等。还有煎药时,是否需要再加入药引及药引的用量,一剂中药应煎煮的次数及煎好后的药计量等。使患者知道如何正确地煎煮中药。

3. 根据药性、病情及治疗原则　告诉患者如何服用中药,如寒药热服、热药凉服、温服、饭前服、饭后服、空腹时服、顿服、每天服药次数、小剂量频服等。对于外用药物,应根据情况做具体介绍,如煎水熏洗、捣碎醋调外敷等。一般内服药,应告诉患者每日 1 剂,当天用完,以防止过夜变质。

4. 告诉患者服药时的饮食禁忌　一般来说,与病情、药性不相适应的生冷、油腻和肥甘厚味的食物应该忌食。具体情况应分别解释,如服解表药物应忌生冷、酸味、油腻的食物;服清热药物应忌辛热之辣椒、姜、酒、羊肉、狗肉等;服温里药物应忌生冷食品,服理气药应忌食豆类、白薯等;服补气药应忌萝卜,服安神药忌喝浓茶;服调理脾胃的药应忌生冷、黏腻、油炸等不易消化的食物,服祛痰药应忌咸、糖、酒、姜、鱼、虾等;服解毒疗疮的药物应忌葱、鱼、虾、姜、酒等食物;肾炎患者应忌盐;发热患者忌油;哮喘、气管炎、肝炎、疮疖患者忌食鸡、羊、猪肉、鱼、虾、韭菜等发物。告诉患者合理饮食,对治疗和身体的康复有十分重要的作用。

5. 交代一些有关的中西药合用的知识　由于现今疾病治疗过程中，中西药联合应用越来越广泛，告诉患者如何合理地应用中西药，对疾病的治疗会有积极的作用。一般来说，中西药的合用，会起到协同作用，能取长补短，增强疗效。但对于一些情况不了解的应持慎重的态度，而对于一些合用后能降低疗效或产生毒副作用的药物应告诉患者分开服用。同时含有机酸类的药物也不宜与治疗尿路感染的氨基糖苷类抗生素合用，以免降低抗菌效果。大多数中药因含有鞣质而不宜与含铁离子的西药合用。

6. 端正服务态度，全心全意为患者服务　良好的服务态度是做好发药工作的前提。要按医务人员医德规范，严格要求自己。做到语言文明，关心和体贴患者。时刻为患者着想，千方百计为患者解除痛苦。尽可能为患者提供优良的服务。态度要和蔼，不说粗话、脏话，不与患者争吵。

7. 坚持"双签名"制度，杜绝差错发生　"双签名"制度是指药房有两人以上工作时，处方配好应经另一人核对或由发药人核对，对剂型、色、嗅味等进行检查。处方调配人及核对检查人均须在处方上共同签字。单独值班时，亦应再核对后双签名。实践证明这是杜绝发药差错的有效方法。由于药房发药工作繁忙，患者流动量大，如果发药发生差错，将给补救工作带来很大的困难，给患者带来损失和痛苦。所以，不管平时工作多忙，都要坚持"双签名"制度，以杜绝差错发生。

8. 做好发药解说工作，确保用药安全　一张处方中，含有好几种药物，它们的用法、用量及服药的先后次序等都会对药品的作用产生影响，科学的服药方法会使药物发挥良好作用，达到满意的效果。所以，在将药发给患者的时候，必须详细地解释，哪种药服用多少、是饭前还是饭后服、是含服还是嚼碎。开有西药时，中药先服还是后服、有无禁忌等，都要交代清楚，以确保用药安全和有效。

发药流程见图8-1。

实施部门	门诊

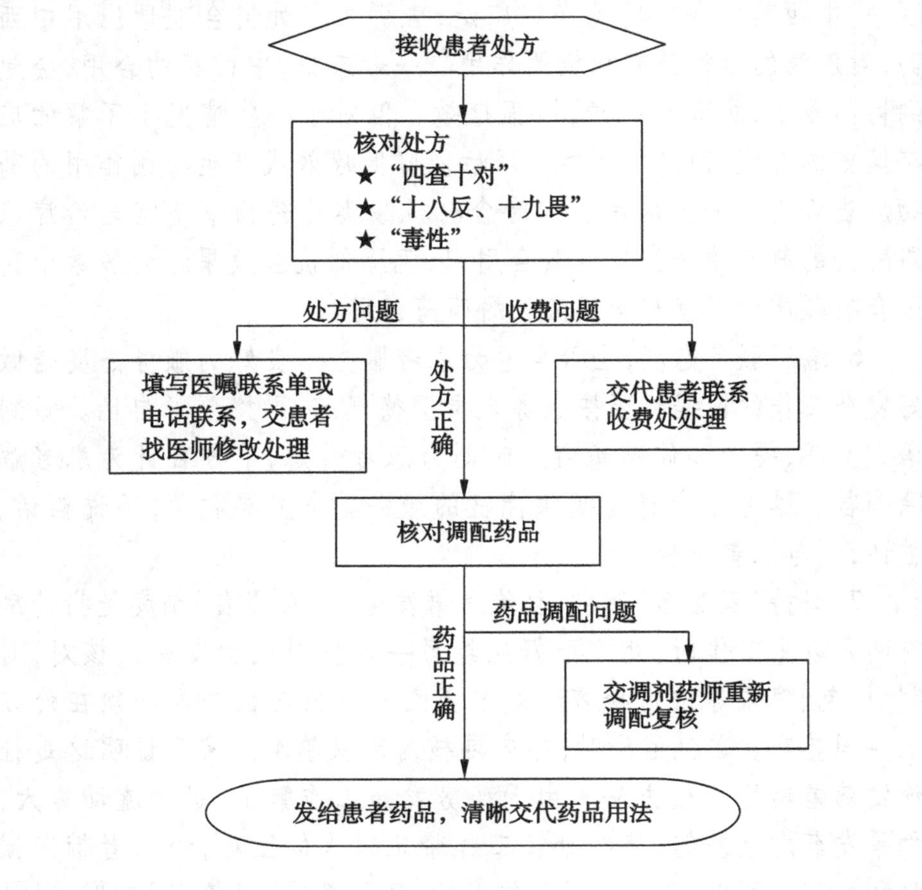

图 8-1　发药流程

任务九 代客煎药

学习目标

1. 能够认识煎药室的基本设施,明确煎药的工作制度、操作常规和质量要求。

2. 能够明确砂锅和煎药机制备中药汤剂的方法。

3. 能够规范使用砂锅、煎药机和包装机等煎药工具。

4. 能够正确煎煮需特殊处理的中药饮片。

5. 能够使用各种工具查阅资料,有团队合作精神和主动解决问题的能力。

6. 能够形成爱岗敬业的态度和社会责任感。

7. 能够具备较强的安全操作意识。

建议课时

12 课时。

情景案例

患者李某要求代为煎药,你作为中药店员,请严格按照煎药操作流程将已经调配好的中药饮片进行煎煮。

调配处方:连翘 15 g,金银花 15 g,桔梗 6 g,薄荷 6 g,淡竹叶 4 g,荆芥穗 4 g,淡豆豉 5 g,牛蒡子 6 g,生甘草 5 g,3 剂,每日煎服 1 剂,早晚各 1 次。

工作流程与活动

活动名称及课时分配见表9-1。

表9-1 活动名称及课时分配表

活动序号	活动名称	课时安排	备注
1	获取任务	2	
2	资料收集	2	
3	制定方案	2	
4	实施	4	
5	总结与拓展	2	

活动一 获取任务:煎药操作

学习目标

1. 能描述任务书要求。
2. 能明确顾客要求。

学习过程

一、教师下达任务书

任务书见表9–2。

表9–2 任务书

项目	煎药操作
任务名称	明确煎药操作任务的工作要求,制作煎药卡
任务目标	1. 能明确煎药操作任务的工作要求 2. 能正确制作煎药卡
小组成员	
具体任务	1. 识读任务书,回答相关问题 2. 能快速准确明确任务要求并清晰表达,在规定时间内找到案例中出现的关键词 3. 能快速准确明确任务要求并在教师要求的时间内完成煎药卡的制作
任务实施要求	1. 小组成员讨论、分工协作共同完成任务 2. 完成任务过程中小组成员必须遵守课堂纪律 3. 完成任务后小组须认真总结和归纳

二、通过识读任务书，完成下列问题

1. 请同学们用红色笔画出情景案例中的关键词，并把关键词抄在下面横线上。

____

____

____

____

2. 请同学们查阅资料制作煎药卡。

活动二　资料收集：煎药室及煎药相关知识

学习目标

1. 能使用工具书，快速准确收集煎药室的基本设施相关资料。
2. 能准确收集煎药室工作制度、操作常规和质量要求相关知识。
3. 能准确收集煎药相关知识。

学习过程

一、煎药室的基本设施

1. 根据煎药工作的流程，煎药室可分为备药区、清洗区、_______、煎煮区、写签包装区、_______等。

2. 煎药室的基本设施包括哪些？

3. ________是一种传统的煎药容器，以砂质陶器制成。具有________、________保温性能好、________价廉等优点。

4. 使用砂锅煎药时的注意事项有哪些？

5. 煎药房制备汤剂多采用自动煎药机，煎药机多为________锅，可自动控制煎药________和________，以完成煎药、滤过、煎液包装。

二、煎药室工作制度、操作常规和质量要求

1. 煎药室的工作制度有哪些？

2. 煎药室的操作常规有哪些？

3. 煎药的质量要求有哪些？

三、煎药

1. 按照制备方法的不同，汤剂可以分为________、________、________和煮散4种类型。

2. 查找砂锅煎药的相关内容，填写表 9–3。

表 9–3 砂锅煎药相关内容

项目	具体要求
煎药容器	
煎药用水	
浸泡	
煎煮次数	
煎煮火候	
煎药时间	
过滤	
煎取药量	

3. 列举煎药时需要特殊处理的药物(表 9–4)。

表 9–4 煎药时需特殊处理的药物

煎煮方法	具体中药饮片
先煎	
后下	
包煎	
另煎	
冲服	
兑服	
烊化	
煎汤代水	

4. 煎药机煎药操作包括检查、________________、________、________和清洗。

5. 煎药机的使用注意事项有哪些？

活动三 制定方案:煎药操作方案

学习目标

1. 能够结合案例制定准确的煎药流程并明确操作要求。
2. 能够结合案例选择正确的煎药器具。

学习过程

一、确定操作流程及要求

1. 查阅资料填写砂锅煎药的操作步骤(表9-5)。

表9-5 砂锅煎药的操作步骤

步骤	操作要求
准备	
泡药	
煎药	
清场	

2. 查阅资料填写煎药机煎药的操作步骤(表9-6)。

表9-6 煎药机煎药的操作步骤

步骤	操作要求
准备	
装袋	
泡药	
煎药	
凉药	
清场	
记录	

二、选择煎药器具

结合情景案例处方中中药饮片的体积及药量选择合适的煎药器具为________。

活动四 实施:煎药操作及记录

学习目标

1. 能够按照流程进行规范操作,操作过程中注意安全。
2. 能在规定时间内规范完成煎药记录表的填写。
3. 能够在规定时间内规范完成汤剂制备质量情况表的填写。

学习过程

一、按照砂锅煎药的操作步骤煎药

1. 准备。
2. 泡药。
3. 煎药。
4. 清场。

二、填写煎药记录表

煎药记录见表9-7。

表9-7　煎药记录

日期	处方号	加水量/mL	浸泡时间/min	煎煮时间/min	药液煎出量/mL	特殊煎煮	煎药剂数/剂	煎药人	备注

续表 9-7

日期	处方号	加水量/mL	浸泡时间/min	煎煮时间/min	药液煎出量/mL	特殊煎煮	煎药剂数/剂	煎药人	备注

三、填写汤剂制备质量情况表

汤剂制备质量情况见表 9-8。

表 9-8　汤剂制备质量情况

检查内容	检查结果	备注
1. 汤液是否澄明	是　否	
2. 有无糊化现象	有　无	
3. 有无沉淀物	有　无	
4. 有无异物	有　无	
5. 有无霉腐异味	有　无	
6. 残渣有无硬心	有　无	
7. 残液量占残渣的比例	%	

活动五 总结与拓展:成果展示及成绩评价

学习目标

1. 能够对煎药操作效果进行总结。
2. 能独立完成同类任务扩展练习。

学习过程

一、成果展示及成绩评价

成绩评价见表9-9。

表9-9 成绩评价

项目	评价细则	分值	得分
仪表仪态	1. 着装整洁,戴工作帽,不留长指甲,不染指甲 2. 工作态度认真严肃,无大声喧哗	10 10	
砂锅的使用	1. 能严格遵守煎药操作规程 2. 能加适量水,并煎出适量药液 3. 能恰当掌握浸泡时间与煎煮时间 4. 能正确处理煎煮药物 5. 能认真核对并完成各项记录	20 15 15 15 15	
总分		100	

二、同类任务拓展

请写出下面中药处方的煎药流程并按照操作流程为患者代为煎煮。

处方:旋覆花(包煎)9 g,人参 12 g,代赭石(先煎)15 g,炙甘草 5 g,半夏 9 g,生姜 12 g,大枣 4 枚。5 剂,每日煎服 1 剂,早晚各 1 次。

三、评价

考核评价见表 9-10。

表 9-10 考核评价

项次	项目要求		配分	评分细则	自评得分	小组评价	教师评价
1. 素养（40 分）	纪律情况（15 分）	按时到岗，不早退	5	违反规定，每次扣 5 分			
		积极思考，回答问题	5	根据上课统计情况得 1～5 分			
		三有一无（有本、笔、书，无手机）	5	违反规定每项扣 3 分			
		执行教师命令	0	此为否定项，违规酌情扣 10～100 分，违反校规按校规处理			
	职业道德（10 分）	能与他人合作	3	不符合要求不得分			
		主动帮助同学	3	能主动帮助同学得 3 分，被动得 1 分			
		追求完美	4	对工作精益求精且效果明显得 4 分，对工作认真得 3 分，其余不得分			
	5S（10 分）	桌面、地面整洁	5	自己的工位桌面、地面整洁无杂物得 5 分，不合格不得分			
		物品定置管理	5	按定置要求放置得 5 分，其余不得分			
	快速阅读能力（5 分）		5	能快速准确明确任务要求并清晰表达得 5 分，能主动沟通在指导后达标得 3 分，其余不得分			

续表 9-10

<table>
<tr><th>项次</th><th colspan="2">项目要求</th><th>配分</th><th>评分细则</th><th>自评得分</th><th>小组评价</th><th>教师评价</th></tr>
<tr><td rowspan="3">2. 职业能力(40 分)</td><td>煎药工具的操作流程(10 分)</td><td>煎药工具的操作流程</td><td>10</td><td>能全部掌握得 10 分,部分掌握得 3 ~ 7 分,不清楚不得分</td><td></td><td></td><td></td></tr>
<tr><td>规范使用煎药工具(20 分)</td><td>规范使用煎药工具</td><td>20</td><td>能全部掌握得 20 分,部分掌握得 5 ~ 15 分,不清楚不得分</td><td></td><td></td><td></td></tr>
<tr><td>同类任务拓展(10 分)</td><td>能按照煎药流程进行规范操作,完成同类任务</td><td>10</td><td>能规范完成操作得 10 分,操作不规范得 3 ~ 7 分,不实施不得分</td><td></td><td></td><td></td></tr>
<tr><td rowspan="4">3. 工作页完成情况(20 分)</td><td rowspan="4">按时完成工作页(20 分)</td><td>及时提交</td><td>5</td><td>按时提交得 5 分,迟交不得分</td><td></td><td></td><td></td></tr>
<tr><td>内容完成程度</td><td>5</td><td>按完成情况分别得 1 ~ 5 分</td><td></td><td></td><td></td></tr>
<tr><td>回答准确率</td><td>5</td><td>视准确率情况分别得 1 ~ 5 分</td><td></td><td></td><td></td></tr>
<tr><td>有独到的见解</td><td>5</td><td>视见解程度分别得 1 ~ 5 分</td><td></td><td></td><td></td></tr>
<tr><td colspan="5">总分</td><td></td><td></td><td></td></tr>
<tr><td colspan="5">加权平均(自评 20%,小组评价 30%,教师评价 50%)</td><td colspan="3"></td></tr>
<tr><td colspan="4">教师评价签字:</td><td colspan="4">组长签字:</td></tr>
<tr><td colspan="8">请你根据以上打分情况,对本任务中的工作和学习状态进行总体评述(从素养的自我提升方面、职业能力的提升方面进行评述,分析自己的不足之处,描述对不足之处的改进措施):</td></tr>
<tr><td colspan="8">教师指导意见:</td></tr>
</table>

知识链接

一、煎药

(一)煎药一般程序

1. 汤剂的类型

(1)煮剂:是应用一般加热温度和加热时间,将药物煎煮去渣所得的液体剂型。煮剂的浓度适中,具有吸收快、发挥药效迅速、作用强的特点。

(2)煎剂:是将经过煎煮去渣的药液,再经加热浓缩所得的液体剂型。煎剂加热时间比较长,药液浓度较高,能降低药物的毒副作用。

(3)煮散:是药物粗颗粒与水共煮,去渣取汁而制成的液体药剂。煮散具有节省药物、便于煎服等优点。

(4)沸水泡药:是药物用沸水浸泡一定时间后,去渣所得的液体剂型。沸水泡药,频频饮之,又称“饮剂”。沸水泡药,温度低,时间短,药液味薄气清,常用于清泄热邪、保健饮品之类。

2. 汤剂的优点

(1)可根据病情变化在方剂的基础上加减化裁,灵活变通地使用药物,适应中医辨证论治、随证加减的原则。

(2)汤剂多为复方,可按照中药配伍原则,使药物之间相互促进、相互制约,从而达到增强疗效、缓和药性的目的。

(3)汤剂多为液体制剂,内服后吸收快,能迅速发挥药效,所以对人体急、慢性病均适宜。

(4)汤剂一般以水为溶媒,对人体刺激性和不良反应相对较小。

(5)汤剂溶媒来源广,制备简单易行。

3. 汤剂的煎煮

(1)器具的选择:代表为砂锅,忌铁器。

(2)汤药用水和加水量及药材浸泡:煎煮前须浸泡药材,花、茎、全草20~30 min,根、根茎、种子、果实60 min。第一煎,没过药材表面3~5 min。第二煎,没过药材表面1~2 min。

(3)火候、时间、汤剂类型、煎药时间、煎药火候:第一煎、第二煎,解表药10~20 min、10~15 min,武火速煎;一般药20~25 min、15~20 min,文武交替;滋补调理药30~35 min、20~25 min,先武后文。

4. 需要特殊处理的药物

(1)先煎:①对矿物药物等质坚硬的药物,如生石膏、生磁石、代赭石、生牡蛎、生石决明、生瓦楞子、龙骨、龙齿、生紫贝齿。②有毒的,如乌头、附子。

(2)后下:①气芳香,含挥发油,如薄荷、藿香、豆蔻、香薷、砂仁、紫苏叶、佩兰、青蒿、苦杏仁。②久煎易被破坏的,如钩藤、大黄、苦杏仁。

(3)包煎:①花粉类、细小种子类、细粉类,如蒲黄、葶苈子、车前子、菟丝子、六一散、黛蛤散、益元散、马勃、青黛。②含淀粉、黏液的,如车前子。③含绒毛,如旋覆花。

(4)煎汤代水(取汤做媒):如葫芦壳。

(5)烊化(先煎他药,再将此药投入他药滤出液,溶化):如生阿胶块。

(6)另煎(贵重中药)(单煎取汁,再将药渣并群药合煎,混合后分服):如人参、西洋参、虫草。

(7)冲服(研粉冲服):如珍珠、三七粉、牛黄、麝香、朱砂。

(8)兑入冲服(针对液体中药,他药煎后取汁,兑入此药):如竹沥、黄酒、阿胶、生阿胶、蜂蜜等胶类。

(9)临时捣碎(调剂员工作,为使有效成分易煎出):如砂仁、豆蔻。

(二)煎药机煎药

中药自动煎药机采用电脑程序控制,安全、可靠、方便、美观。高温时间(沸腾时间)自动显示。先进的液体包装技术,确保药液(夏季常温)存放数日或数月不变质,符合中医药现代化、规范化、标准化的要求。适用于医院、中医门诊、药房、药店提高门诊量,增加饮片销量,防止处方外流。方便患者服用汤药,便于携带、储藏。告别火煎烟熏,减员增效,一劳永逸。

以 ZG-280 煎药机为例,介绍自动煎药机的主要技术参数及操作过程:

1. 主要技术参数

包装能力:7 袋/min。

袋装容量:70~230 mL。

包装数量设定范围:0～250袋循环。

上下辊热合温度设定范围:100～199 ℃。

电源:220 V。

煎药功率:1 800 W。

热合功率:800 W。

电机功率:25 W×2。

总 功 率:2.73 kW。

外形尺寸:600 mm×560 mm×1 170 mm。

煎药锅有效容量:19 L。

整机重量:80 kg。

2.操作过程

(1)浸药:①准备泡浸容器1～2个,一般用塑料桶即可。②将布袋洗净,要煎的中药装入,一般不能超过15服(帖)(根据药的分量而定)。然后用光滑的棉线或麻绳扎紧袋口。③分处方浸泡,浸泡时间约30 min,中药吸水量约为药重的1.5～2倍,加水量以淹过药袋为准。④注意要把处方单夹在浸泡的容器桶上,以防混乱搞错。

(2)煎药:①检查充填阀门和备用阀门是否关合。②估计煎药水量,先把浸泡中药的水倒进药煲内,已浸泡的中药先在过滤网内,每帖药物约加400 mL的水,根据药分量而定。再加煎制过程蒸发量100～150 mL/服(帖)的水,核定水量以后(按中药帖数计算水量)。然后再将已浸泡的中药及过滤网放进煎药煲内。严格防止中药掉进煲内影响包装。③打开煎药煲电源总开关。④按"加热"键,分别设定煎制需要武火和文火的时间后,然后返回武火状态即开始煎药。⑤阿胶等胶类药物,不宜直接入药煲煎熬,应另取容器化解,再等中药煎好后加入药煲内,搅拌匀后和药液一起包装。

(3)包装:①在开始包装前20～30 min打开"热合"键,首先设定上温为160 ℃,设定下温为170 ℃,设定以后,绿灯按照设定要求自动跳时示设定指标平衡位置后,开始包装。②煎药完毕,提起药煲内的过滤网斜放在煎药煲上口,用挤压器的压盘挤压布袋内药渣,使药液沥尽。③设定包装数量,根据药煎完毕后看煎药煲表上的数量而定包装数量,一般设定150～200 mL,一服(帖)为两包装。④打开充填总关阀门,按下"注入"键和"起动"键便可自动完成包装。⑤要包装分量最好用手动为宜"起动"键切断装满一包马上关掉,等药液注满以后再打开“起动”键,连续循环操作才能达到分量包装。

(4)清洗:①清洗煎药煲,加清水药煲内,用软布擦洗煲壁(禁用钢丝棉擦洗以免电磁阀堵塞)。然后开起药煲充填总阀和备用阀门将煲内污水排出,冲洗完毕马上关掉充填总阀门和备用阀。②清洗充填总开关管道,煎药煲内再加适量的水,用剪刀将机头下端包装的袋封口剪开,打开充填总开关,按下“注入键”排完污水和遗留药液即停止,然后关好充填总开关。③清洗布袋,检查是否有余留药渣,并查布袋是否破损时要及时缝合或更换。将药材放入包装袋内→将装药的包装袋放入煎药锅→在煎药锅内加入适量清水→打开总电源开关,开启“煎药加热”键→设置中药煎药的武火和文火煎药时间→中药煎好后,关闭电源开关。

3. 产品优势

(1)包装过程:煎药机包装机头里面有压带轴和切断轴,当机器电源开始时,包装卷慢慢下来,压带轴会对包装卷进行封口。上面的压带轴是圆柱形的,它不停地转动使包装袋的两边完全封合。中间有根是扁形的,这样就有利于压包装袋的上部和下部。当包装袋封好下面时,压带轴随后转动一圈,但不会对包装袋有影响,当压带轴回到原位置时,就会压包装袋的上面,然后切断轴会剪断包装袋,那一袋药剂就包装完成了。

(2)注液:在包装卷中间会有个灌装头,煎药锅里面的药液就是从这流入包装袋里的,那怎样才能控制包装呢?在灌装头旁边有个不锈钢阀门,它是在包装卷里面的,当药液浸没不锈钢阀门时就会导电,就会促使阀门关闭,那药液就不会从灌装头流出了,有效地控制药液的剂量。

(3)适用范围:本机可适用于各种中药材煎药包装、各种凉茶煎包等。

4. 注意事项

(1)为保证人身安全,必须做好接地保护。

(2)清洗过程中,电器控制部分不能用水清洗。

(3)打开锅盖前,必须打开排气安全阀,排掉锅内压力。

(4)在煎药过程中严禁打开排废液阀门,防止人员烫伤。

(5)每锅药煎好后,要清洁锅盖与密封圈的接触面,防止残留药液粘起密封圈。

(6)每次煎药要关锅盖前,应仔细检查密封圈,保证密封圈能正确安装在槽内。

(7)如煎药过程中,包装药的无纺布袋破损,一定要把药渣清洗干净后再用,防止残渣打到包装机后造成包装机的堵塞。

(8)煎药锅切忌干烧。

(9)拧紧把手时,要对角均匀加压,以防锅盖变形。

(10)在工作中未达到设定时间时,下次再煎药时应关闭电源开关,使计数器清零。否则机器累计自动计时,到达时间后自动停机。

(三)煎药机煎煮与传统方法煎药对比

临床上,煎药质量的好坏直接影响到患者的治疗效果,而药物的煎煮过程又是一个非常重要的环节。那么煎药机煎药有什么好处呢?李时珍在《本草纲目》中提出:"凡服汤药,虽品物专精,修治如法,而煎药者鲁莽造次,水火不良,火候失度,则药亦无功。"所以,药物煎煮后有效成分的多寡成为主要问题。煎药机煎煮与传统方法煎药所含药效成分究竟孰多孰少,下面从这点上来分析煎药机的优缺点。

现总结出以下的观点。

1. 如果煎的药是普通煎药方法中要后下的药,也就是易挥发的药,如植物叶类的中药。这种情况下煎药机的优势就显而易见,因为煎药机的密封很好,而后下的易挥发药在密封状态下不易挥发,所以煎药机比传统人工煎效果要好。

2. 如果是矿物和动物贝壳类的药材用哪一种煎药方法好呢?显而易见,用传统人工煎药法煎药时,因为这类药材质地非常硬,药效成分不易煎出,需要长时间文火煎熬才行,用中药煎药机煎质地比较硬的药材,煎出率高,这类药物为主时用中药煎药机是最好的。

3. 最常见的根茎类的中药材用中药煎药机煎药和传统人工煎药法相比较,前者比后者煎出药效要高出一些或相差不多。

4. 中药煎药机与人工煎药法相比较更明显的一点优势就是:卫生学检测指标明显优于传统煎药。

由于中药煎药多年来一直承袭古法,整个煎煮与灌装过程在开放状态下进行,所得药液易污染、发酵和霉变,药液在低温条件下也只能保存2 d,不便储存、携带,药液质量难以控制。而新型煎药设备煎药机与包装机连为一体,煎煮和包装为封闭过程,减少了污染,包装袋采用无毒、无菌的进口复合膜材料,抗温、抗压、保鲜、卫生状况得到良好的改善,使服用中药液安全卫生。中国中医科学院对煎药机煎煮的药液成品进行了卫生学检验,检验结果为:

(1)普通植物类的药液,在20 ℃的自然条件下,储存70 d,按《药品卫生标准》检验符合标准。

(2)含胶类药物的药液,在20 ℃的自然条件下,储存70 d,按《药品卫生标准》检验符合标准。

(3)含动物蛋白类药物的药液,在20 ℃的自然条件下,储存70 d,按《药品卫生标准》检验符合标准。

(4)含豆豉类药物的药液,在20 ℃的自然条件下,随时间的延长,杂菌数量逐渐减少,这主要是由于中药本身的抑菌作用所致,储存70 d,按《药品卫生标准》检验符合标准。

综上所述,由煎药机取代传统方法煎药可以说是中医药史上一次较大的改革。从直观上看,优点很明显,但最重要的还要看有效成分的煎出率如何。通过以上对煎液理化性质的分析,机器煎与人工煎有效含量的比较及其卫生学检验结果的测定,证实煎药机煎药对煎药质量是有保障的,此种方法是切实可行的。但是,患者时常反映煎药机所得药液成品比按传统煎药方法所得的煎液在颜色和味道上相对清淡。

(四)中药代煎

中药的煎煮直接影响到中药的疗效,清代徐灵胎在其《医学源流论·煎药法论》中提出:“煎药之法,最宜深讲,药之效不效,全在乎此。”“故方药虽中病,而煎法失度,其药必无效,所以病难愈也。”

如今中药代煎服务在医院和药店已很常见,使用的机器大多为中药代煎机,其携带便捷、服用简单。随着人们生活节奏的加快,代煎的需求也越来越多,但随着这些需求的增加,其中所产生的问题和患者投诉也逐年上升。如何降低代煎质量问题发生的概率,减少患者的投诉量,保证中药代煎的疗效也逐渐引起了社会各界的关注和重视。

1. 常见问题分析

(1)中药代煎包装药液渗漏　中药代煎包装使用的是塑料软包装,为一次热压封装完成。患者将代煎药取回后,往往在第2天或数日后发现药液渗漏现象。这种投诉现象是投诉中最为常见的,并高发于冬季时段。通过调查发现,产生漏液现象的原因有两种,一是中药液包装机的封口轴染上药液,致使封口加热不完全而形成漏液;二是冬季低温时,高温的药液包放在较低温的储藏室中,因热胀冷缩效应,而使包装袋产生缝隙造成漏液现象。

(2)代煎中药口味发生变化　通常为患者主述本次药液的口味对比上次药液产生了或淡或浓的变化。其中以口味变淡为主要投诉原因。问题产生原因多为药材煎煮前浸泡时间不足、加水量过多等多种因素造成;只有极少数为患者本身的味觉发生变化而引起。

(3)代煎药液颜色发生变化　代煎药液的色泽因不同批次而产生变化,此种投诉也较为常见。其表现情况同代煎药液口味有变化的情况相同,其中以药液颜色变淡为主要投诉原因。主要原因与代煎药液口味有变化一样同为浸泡时间不足、加水量过多等因素造成,少数为方剂的改变而造成变化的。

(4)治疗效果不稳定　代煎药的治疗效果不稳定的问题,投诉人多为医师。问题有:同一方剂,代煎效果不如自煎的有效;不同方剂间的效果不同。其中以第一种最为常见。造成这种疗效不稳定的因素主要是由于煎煮器具及方法的改变而引起的。传统的煎煮方法是开方式常温单帖煎煮,而现今的代煎多为密闭式加压高温共煮。这种改变是某些具有特殊煎法的方剂不能适于密闭式加压高温煎煮而造成的。

(5)存放变质　现今代煎为机器一次煎煮包装完成,多为7～14帖。变质多见于夏季,常见为发酵气鼓。投诉较少,多为老年人。虽然理论上中药液包装机在全药液满袋封装时,能保证代煎中药储存较长时间,但是在实际操作中,并不能全部做到药液满袋封装,代煎药包中总会残留一些空气,而这些空气就是造成药液变质的最大因素,而部分老年人因各种原因并未将代煎药放入冰箱保存,致使问题产生。

(6)服后轻微腹泻　此种情况多以中青年白领人员为主,在代煎药液无任何变质、方剂未做改变的前提下,服药后产生轻微腹痛、腹泻的症状,排便后症状减轻。这类情况的总量虽然很少,但患者的反应较为激烈,往往会误认为药不对症或不良反应强烈而停止服用。经过仔细排查分析发现,投诉者在服用代煎药时,多以开水泡温药液后再行服用,然而调查中多数使用类似方法服用的患者并没有出现此种现象。

2. 对策

(1) 加强中药药液灌装时的清洁工作,进行按压检查　在每次灌装时都要对中药药液包装机的封口轴经行清理,以确保包装机封口轴上无药渣和药液的残留,保证每袋中药都能完全封装。为防止药包因"热胀冷缩"而产生渗漏,包装后的药袋在其完全冷却后进行手压检查,确认无渗漏时才能进行最终包装。冬季严寒时,药包必须在室温下摆放一晚,第二天检查无渗漏后才可发放。

(2) 设立专人负责加水浸泡药材　中药代煎加水量一直是一个有待解决的煎煮问题,虽然已有人员对此进行了探讨和论证,但时至今日还没有一个确定的、公认的结论以供参考实施。所以在实际操作中只能依靠传统的感官经验法进行加水浸泡煎煮药材。汤剂的质量与煎煮加水量有直接关系。加水煎药之前,先查看花草类药与根茎类药及其他比例,掌握亲水性和疏水性强的特殊药材、药材总重量、体积和煎煮时间等。

(3) 修改代煎说明书　为配合新措施的实施,对原代煎中药说明书进行一定的修改。将原有代煎说明书中的"代煎药包可在常温下保存"的字样修改为"请将代煎药包放入冰箱保存,并按医嘱按时服用"。其中"冰箱保存"四字以黑体、粗体标识印刷。并在高温季节,发药窗口的工作人员在发放代煎药物时必须做出"放入冰箱"的口头提示,以确保每一位患者都能明确知道代煎药物的存放要求。

(4) 温度对代煎药物的影响　代煎中药的保存温度是否恰当直接关系到疗效。一般情况下,代煎中药为密封的真空包装,最好存放在0~5 ℃的冰箱,一般是7~14 d,但最好不要超过7 d。其实,代煎好的中药在进冰箱冷藏前,常有半天到1 d的常温保存,这会"加速"药液的质变。一些中药如蜈蚣、乌梢蛇、枸杞子、黄芪、党参、熟地黄等,富含淀粉、糖类、蛋白质、脂肪等营养成分,在存放过程中易发生化学变化。如发现药袋鼓起,药液黏稠、颜色异常、生霉起泡或有酸败等异味,应停止食用。对于用器皿来盛放的中药汤剂,储藏时间应当缩短,在冰箱冷藏最多能存放2 d,超过就应丢弃。

患者服用中药汤剂的次数、方法及药物的联合使用应当严格遵医嘱。服药期间出现任何不良反应,应马上停药就医。

中药的煎煮方法与中药的疗效息息相关,现今的研究仍存在诸多需要完善的环节，如制订中药煎煮标准化操作规程、制订中药煎液的质量标准、探讨中药煎液储存时间对其药效及安全性的影响，都是需要深入研究的课题。

（五）煎药室的工作制度

1. 煎药室人员收到药剂后，应详细核对患者姓名、性别、年龄、科别、门诊号或住院号、剂数、每剂煎药袋数、每袋留药液量、煎法等。经核对无误后再收药本上签收并记录取药时间。如果有疑问，应及时与医生、药师联系，注意与患者定取药时间。

2. 煎药时认真执行“煎药操作规程”，保证煎药质量。对先煎、后下、另煎、冲服、烊化、包煎、煎汤代水等需特殊处理的药物，必须按规定处理。内服、外用药严格区分。

3. 煎药卡标签从取药时起，必须紧随药袋、浸泡容器、煎煮容器、包装容器转移。

4. 因病情需要急煎的中药，煎药室必须立即调整煎药次序，优先煎药，保证急煎中药不可超过 2 h。

5. 煎药室应有收发药记录、煎药记录及差错事故记录。

6. 药品煎干或煮焦严禁使用，应丢掉，重新配方煎煮，包装打袋时总阀门未关闭造成药液流失，不许用煎煮过的药品再煎煮，应丢掉重新配方。

7. 药品煎煮好后，包装打袋，清点数量，贴好标签以备取药人取药。

8. 煎煮用具、容器、煎药机每煎好一次药剂后，应清洗干净，以备下次煎药使用。停止煎药时请关掉电源开关。

9. 煎药过程中严禁离岗，其他非本室人员非工作需要不得进入煎药室，不得进行与煎药工作无关的活动。煎药人员严禁私自将剩余药液送人或自用。煎药室消耗用品（煎药袋、塑料袋等）严禁送人或自用。

10. 煎药人员应穿工作衣、戴工作帽、戴煎药手套工作，做好个人卫生，严禁煎药手套与打扫卫生手套同用。

11. 以上工作流程和工作制度如违反，按院内规定处罚。

12. 下班前关好门、窗、水、电等，注意安全隐患。

13. 定期（1 周）对煎药室所有墙面、棚顶、隐蔽处清洁。定期（1 个月）请后勤人员检查用水、用电安全。定期（1 个月）维护设备仪器，保证工作正常进行。

（六）中药煎药管理与质量控制

中药汤剂是中医传统常用剂型之一，临床应用广泛，煎煮的好坏直接影响药效。中药煎药时效性强、质量要求高、流程复杂，从收方到把汤剂发给患者中间经过多个环节，每个环节对操作人员准确度、精确度和及时性要求高；浸泡时间、煎煮时间、煎煮方法等因素直接决定汤剂质量，为提高患者满意度，减轻煎药人员工作压力，提高其工作效率，保证汤剂质量，实现煎药工作的精细化管理，必须利用现代信息技术与管理手段进行智能化处理和质量控制。

2009 年 3 月国家中医药管理局发布了《医疗机构中药煎药室管理规范》，2013 年国家颁布了《中药煎药机行业标准》（GB/T 30219—2013），为集中规模煎药与系统质量控制提供了可能。目前中药煎药管理与质量控制系统没有正确行业规范引导，开发与应用均处于萌芽状态。随着国家大力发展中医药事业，中医药信息系统的深入发展，充分发挥中医药特色技术与功能，进行中药煎药管理系统与质量控制规范的研究势在必行。研究和实践中药煎药管理与质量控制系统，有效整合自动控制、计算机网络和物联网等相关技术，在保障中药煎药品质的基础上，有效降低用工数量和劳动强度，提高工作效率，实现追根溯源，为中药煎药管理标准化、科学化提供有力保障。

中药煎药管理是中医药诊疗过程的重要环节，以开放性、标准化和精细化管理为设计理念，充分利用物联网、互联网及其他信息技术，立足长远需求，兼顾当前，研究遵循实用性、可靠性、先进性、可扩展性、标准化、安全性等 6 个基本原则。

制定中药煎药管路与质量控制系统建设指南，对中药煎药全过程进行信息化管理，有效控制中药煎药过程和质量，优化煎药流程，实现对接（第三方系统）联机（自动煎药机）处理，充分利用条码技术，整合系统资源，建立系统功能规范，指导中药煎药管理与质量控制系统建设，为提升中药煎药整体服务能力和服务水平提供技术支撑，也为中医医疗机构、中医药服务机构和 IT 服务厂商、设备供应商提供执行依据，为各级中医药行政主管部门检查评估中药煎药管理提供基础，弥补规范的缺失，推动传统中医药系统化、规范化发展。

附录　处方应付常规

一、处方直写药名，应付炮制的品种

处方直写药名，应付炮制的品种见附表1-1～附表1-13。

附表1-1　处方直写药名(或炒)即付清炒的品种

正名	处方药名	处方药味应付
山楂	山楂、炒山楂、山楂片、北山楂	清炒山楂
王不留行	王不留、炒王不留、王不留行、留行子	清炒王不留行
牛蒡子	牛蒡子、炒牛蒡子、大力子、鼠粘子、牛子	清炒牛蒡子
决明子	决明子、炒决明子、炒决明、草决明、马蹄决明	清炒决明子
芥子	芥子、白芥子、炒白芥子、炒芥子	清炒芥子
谷芽	谷芽、香谷芽、炒谷芽、粟芽、炒粟芽	清炒谷芽
苍耳子	苍耳子、苍耳、炒苍耳、炒苍耳子	清炒苍耳子
麦芽	麦芽、炒麦芽、大麦芽	清炒麦芽
苦杏仁	苦杏仁、杏仁、杏仁泥、炒杏仁、炒苦杏仁、焙杏仁	清炒苦杏仁
草果	草果、草果仁、炒草果、炒草果子	清炒草果仁
牵牛子	牵牛子、炒牵牛子、黑丑、白丑、二丑、炒黑丑、炒白丑、炒二丑	清炒牵牛子
莱菔子	莱菔子、炒莱菔子、萝匐子、萝卜子	清炒莱菔子
紫苏子	紫苏子、苏子、南苏子、炒紫苏子、炒苏子	清炒紫苏子
槐花	槐花、炒槐花	清炒槐花
槐米	槐米、炒槐米	清炒槐米
酸枣仁	酸枣仁、枣仁、炒酸枣仁、炒枣仁	清炒酸枣仁
蔓荆子	蔓荆子、炒蔓荆子	清炒蔓荆子
稻芽	稻芽、炒稻芽、香稻芽	清炒稻芽

附表 1-2　处方直写药名(或炒)即付麸炒的品种

正名	处方药名	处方药味应付
白术	白术、贡白术、炒白术	麸炒白术
苍术	苍术、茅苍术、炒苍术、南苍术、北苍术	麸炒苍术
冬瓜子	冬瓜子、冬瓜仁、炒冬瓜子	麸炒冬瓜子
芡实	芡实、炒芡实、鸡头米	麸炒芡实
枳壳	枳壳、炒枳壳、江枳壳	麸炒枳壳
枳实	枳实、炒枳实	麸炒枳实
椿皮	椿根皮、椿根白皮、椿樗皮、樗白皮、炒椿皮、樗根皮、椿皮	麸炒椿皮
薏苡仁	薏苡仁、薏米、苡仁、苡米、炒薏苡仁、炒薏米、炒苡米、炒苡仁	麸炒薏苡仁
僵蚕	僵蚕、炒僵蚕、白僵蚕、天虫	麸炒僵蚕
六神曲	六神粬、神曲、炒神曲、炒六曲	麸炒六神曲
半夏曲	半夏曲、半夏粬、炒半夏曲、夏曲、夏粬	麸炒半夏曲

附表 1-3　处方直写药名(或炒,或炙,或制)即付烫制的品种

正名	处方药名	处方药味应付
炮姜	炮姜	炮姜
狗脊	狗脊、金狗脊、金毛狗脊	砂烫去毛狗脊
骨碎补	骨碎补、碎补、炙申姜	砂烫去毛骨碎补
马钱子	马钱子、番木鳖、制马钱子、炙马钱子、马钱子粉	砂烫马钱子粉
鹅枳实	鹅枳实、小枳实、鹅眼枳实	砂烫鹅枳实
阿胶珠	阿胶珠、炒阿胶、烫阿胶	蛤粉烫阿胶
龟甲	龟甲、龟板、炙龟板、炙龟甲、玄武版	砂烫醋淬龟甲
鳖甲	鳖甲、炙鳖甲、烫鳖甲、醋炙鳖甲	砂烫醋淬鳖甲
刺猬皮	烫刺猬皮、猬皮、刺猬皮	滑石烫刺猬皮
穿山甲	穿山甲、山甲珠、炮山甲、炙山甲、烫穿山甲	砂烫醋淬穿山甲

附表 1-4　处方直写药名(或炒,或炙)即付蜜炙的品种

正名	处方药名	处方药味应付
枇杷叶	枇杷叶、杷叶、炙枇杷叶、炙杷叶	蜜炙枇杷叶
马兜铃	马兜铃、炙马兜铃、炙兜铃、蜜兜铃	蜜炙马兜铃
瓜蒌子	瓜蒌子、炙瓜蒌子、炙蒌子、栝楼子、瓜蒌仁	蜜炙瓜蒌子
槐角	槐角、炙槐角、蜜槐角	蜜炙槐角
罂粟壳	罂粟壳、米壳、御米壳、炙罂粟壳、炙米壳	蜜炙罂粟壳
桑白皮	桑白皮、桑皮、桑根白皮、炙桑皮	蜜炙桑白皮

附表 1-5　处方直写药名(或炙)即付酒炙的品种

正名	处方药名	处方药味应付
黄精	黄精、炙黄精、酒炙黄精、黄精咀	酒炙黄精
熟地黄	熟地黄、熟地、大熟地、酒熟地	酒炙地黄
熟大黄	熟大黄、熟军、熟军咀、炙大黄、熟锦纹	酒蒸大黄
肉苁蓉	肉苁蓉、淡苁蓉、大芸、甜大芸、淡大芸、炙苁蓉、酒炙肉苁蓉、苁蓉	酒炙肉苁蓉
女贞子	女贞子、炙女贞子、酒炙女贞子	酒炙女贞子
山茱萸	山茱萸、山萸、山萸肉、杭山萸、杭萸肉、炙山萸、酒炙山茱萸	酒炙山茱萸
水蛭	水蛭、炙水蛭、酒炙水蛭	酒炙水蛭
乌梢蛇	乌梢蛇、乌蛇、炙乌蛇、酒炙乌蛇	酒炙乌梢蛇
乌蛇肉	乌蛇肉、酒炙乌蛇肉	酒炙乌蛇肉
蛇蜕	蛇蜕、蛇皮、龙衣、炙龙衣、炙蛇蜕、酒炙蛇蜕	酒炙蛇蜕
蕲蛇	蕲蛇、炙蕲蛇、酒炙蕲蛇、蕲蛇肉	酒炙蕲蛇
胆南星	胆南星、胆星、炙胆星、酒炙胆南星、九转胆星	酒炙胆南星

附表 1-6　处方直写药名(或炒,或炙)即付醋炙的品种

正名	处方药名	处方药味应付
三棱	三棱、炒三棱、荆三棱、京三棱	醋炙三棱
甘遂	甘遂、炙甘遂、醋炙甘遂	醋炙甘遂
红大戟	红大戟、红芽大戟	醋炙红大戟

续附表 1-6

正名	处方药名	处方药味应付
京大戟	京大戟、大戟、炙大戟、醋炙大戟	醋炙京大戟
莪术	莪术、炙莪术、醋炙莪术、蓬莪术、温莪术	醋炙莪术
香附	香附、醋香附、醋炙香附、香附子、香附米、炒香附、炙香附、莎草根	醋炙香附
狼毒	狼毒、白狼毒、炙狼毒、醋炙狼毒	醋炙狼毒
商陆	商陆、花商陆、炙商陆、醋炙商陆	醋炙商陆
延胡索	元胡、炙元胡、醋元胡、延胡索、玄胡索、醋炙元胡	醋炙延胡索
芫花	芫花、炙芫花、醋炙芫花	醋炙芫花
五味子	五味子、炙五味子、北五味、辽五味	醋炙五味子
南五味子	南五味子、南五味	醋炙南五味子
青皮	青皮、均青皮、醋青皮、醋炙青皮、小青皮、四花皮、四花青皮	醋炙青皮
五灵脂	五灵脂、五脂米、五脂块、糖灵脂、炙五灵脂、醋炙五灵脂	醋炙五灵脂
鸡内金	鸡内金、内金、炒内金、炙内金、鸡肶皮、鸡肫皮	醋炙鸡内金
没药	没药、明没药、炙没药、醋炙没药	醋炙没药
乳香	乳香、滴乳香、乳香珠、炙乳香、醋炙乳香	醋炙乳香
硇砂	硇砂、炙硇砂、紫硇砂、醋炙硇砂	醋炙硇砂

附表 1-7 处方直写药名(或炒,或炙)即付盐炙的品种

正名	处方药名	处方药味应付
小茴香	小茴香、茴香、炙茴香、盐炙小茴香、茴香子、西小茴	盐炙小茴香
车前子	车前子、炒车前、车前、炙车前子、盐炙车前子	盐炙车前子
补骨脂	补骨脂、故纸、破故纸、盐炙补骨脂	盐炙补骨脂
葫芦巴	葫芦巴、芦巴子、炙芦巴子、炙葫芦巴	盐炙葫芦巴
益智	益智、益智仁、炒益智、盐炙益智仁	盐炙益智仁
橘核	橘核、炒橘核、南橘核、广橘核、盐炙橘核	盐炙橘核
蒺藜	蒺藜、刺蒺藜、白蒺藜、炒蒺藜、盐炙蒺藜	盐炙蒺藜
杜仲	杜仲、川杜仲、炒杜仲、盐杜仲、盐炙杜仲、杜仲炭	盐炙杜仲

附表 1-8 处方直写药名(或煅)即付煅制的品种

正名	处方药名	处方药味应付
瓦楞子	瓦楞子、煅瓦楞子	煅瓦楞子
牡蛎	牡蛎、煅牡蛎、左牡蛎、牡蛎壳	煅牡蛎
蛤壳	蛤壳、海蛤壳、煅蛤壳	煅蛤壳
龙骨	龙骨、煅龙骨、五花龙骨	煅龙骨
龙齿	龙齿、青龙齿、煅龙齿	煅龙齿
白石英	白石英、煅白石英	煅白石英(醋淬)
花蕊石	花蕊石、煅花蕊石	煅花蕊石
自然铜	自然铜、煅自然铜、煅然铜	煅自然铜(醋淬)
阳起石	阳起石、煅阳起石	煅阳起石(酒淬)
赤石脂	赤石脂、石脂、煅石脂、煅赤石脂	煅赤石脂(醋淬)
炉甘石	炉甘石、煅炉甘石	煅炉甘石
金礞石	金礞石、礞石、煅礞石、煅金礞石	煅金礞石
青礞石	青礞石、煅青礞石	煅青礞石
禹余粮	禹余粮、禹粮石、煅禹粮石、煅禹余粮	煅禹余粮
枯矾	枯矾、煅白矾、煅明矾	枯矾
钟乳石	钟乳石、石钟乳、煅钟乳石	煅钟乳石
浮海石	浮海石、海浮石、煅浮海石	煅浮海石
紫石英	紫石英、煅石英、煅紫石英	煅紫石英(醋淬)
硼砂	硼砂、煅硼砂、白硼砂、月石、西月石	煅硼砂
磁石	磁石、煅磁石、慈石	煅磁石(醋淬)
赭石	赭石、代赭石、煅赭石	煅赭石(醋淬)

附表 1-9 处方直写药名(或炒,或炭)即付炭制的品种

正名	处方药名	处方药味应付
地榆	地榆、地榆炭	地榆炭
艾叶	艾叶、艾叶炭、艾炭、蕲艾、蕲艾炭	醋艾炭
侧柏叶	侧柏叶、侧柏、侧柏炭	侧柏炭
蒲黄	蒲黄、蒲黄炭、黑蒲黄	蒲黄炭
南山楂	南山楂、南楂、南楂炭、南山楂炭	南山楂炭

续附表 1-9

正名	处方药名	处方药味应付
棕榈	棕榈、棕榈炭、棕板炭、棕炭、陈棕炭	棕榈炭
干漆	干漆、干漆炭、煅干漆	干漆炭
血余炭	血余炭、血余、血馀炭、发炭	血余炭

附表 1-10　处方直写药名(炙或制)即付制(炙或炒)的品种

正名	处方药名	处方药味应付
川乌	川乌、川乌头、乌头、炙川乌、制川乌	制川乌
草乌	草乌、草乌头、炙草乌、制草乌	制草乌
白附片	白附片	制白附片
白附子	白附子、白附子片、炙白附子	制白附子
巴戟天	巴戟天、巴戟肉、巴戟、炙巴戟、肥巴戟、炙巴戟天、制巴戟天	制巴戟天
天南星	天南星、南星、炙南星、炙天南星	制天南星
何首乌	何首乌、首乌、首乌咀、炙首乌、炙何首乌、制何首乌	制何首乌
远志	远志、远志肉、炙远志	制远志
附子	附子、黑附子、黑附片、附片、黑顺片	制黑附片
法半夏	半夏、法夏、法半夏、京半夏、制半夏、炙半夏	法半夏
清半夏	清半夏、清夏、炙清半夏、炙清夏	清半夏
萸黄连	萸黄连、萸连、炙萸连	炙萸连
淫羊藿	淫羊藿、羊藿、羊藿叶、仙灵脾、炙羊藿、炙淫羊藿	炙淫羊藿
肉豆蔻	肉豆蔻、肉果、煨肉果、煨肉豆蔻	煨肉豆蔻
吴茱萸	吴茱萸、吴萸、炙吴萸、炙吴茱萸	制吴茱萸
栀子	栀子、炒栀子、炙栀子、炒栀仁、炙栀仁、红栀子、苏栀子	姜栀子
厚朴	厚朴、川厚朴、川朴、炙厚朴、姜厚朴、紫油厚朴	姜厚朴
干蟾	干蟾、蟾蜍、炙干蟾、炙蟾蜍	制蟾蜍
硫黄	硫黄、炙硫黄、石硫黄、倭硫黄	制硫黄
藤黄	藤黄、炙藤黄	制藤黄

附表 1-11　处方直写药名，付加工过的品种

正名	处方药名	处方药味应付
大豆黄卷	大豆黄卷	大豆黄卷
淡豆豉	淡豆豉、豆豉	淡豆豉
白矾	白矾、明矾	白矾
玄明粉	玄明粉、元明粉、风化硝	玄明粉
芒硝	芒硝、净皮硝、朴硝、马牙硝	芒硝
朱砂	朱砂、辰砂	朱砂
硝石	硝石、火硝	硝石
铅丹	铅丹	铅丹
铅粉	铅粉、官粉	铅粉
银珠	银珠	银珠
密陀僧	密陀僧	密陀僧
松香	松香、老松香、松香脂	松香
儿茶	儿茶、方儿茶、孩儿茶	儿茶
冰片	冰片、梅片、龙脑香	冰片
芜荑	芜荑、臭芜荑	芜荑
红曲	红曲、红曲米	红曲
青黛	青黛、建青黛	青黛
秋石	秋石、白秋石	秋石
柿霜	柿霜	柿霜
樟脑	樟脑	樟脑
千金子	千金子霜、千金仁霜、千金霜、千金子	千金子霜
巴豆	巴豆霜、江子霜、巴豆	巴豆霜

附表 1-12　处方药名注炒，付炒黄的品种

正名	处方药名	处方药味应付
炒白芍	炒白芍	炒白芍
炒蒲黄	炒蒲黄	炒蒲黄
炒白扁豆	炒白扁豆	炒白扁豆
炒槟榔	炒槟榔	炒槟榔

附表 1–13 处方药名注炒，付麸炒的品种

正名	处方药名	处方药味应付
炒山药	炒山药	麸炒山药

二、调剂处方应付依法加工的品种

调剂处方应付依法加工的品种见附表 1–14、附表 1–15。

附表 1–14 需切成片、段(咀)块，付依法加工过的品种

正名	处方药名	处方药味应付
大黄	大黄、川大黄、锦纹、川锦纹、川军、生大黄	生大黄
川牛膝	川牛膝	川牛膝
川芎	川芎、川芎片	川芎
川木香	川木香	川木香
干姜	干姜、干姜片	干姜
马尾连	马尾连、尾连	马尾连
牛膝	牛膝、怀牛膝	怀牛膝
千年健	千年健、年健	千年健
山豆根	广豆根、山豆根、南豆根、南山豆根	山豆根
山药	山药、生山药、薯蓣、淮山药、怀山药	山药
土大黄	土大黄、羊碲根	土大黄
土茯苓	土茯苓	土茯苓
土木香	青木香、祁木香、土木香	土木香
丹参	丹参、紫丹参	丹参
毛冬青	毛冬青	毛冬青
木香	木香、云木香、广木香	木香
升麻	升麻、绿升麻	升麻
天冬	天冬、天门冬、明天冬	天冬
天花粉	天花粉、天花粉片、花粉、栝楼根	天花粉
天麻	天麻、天麻片、明天麻	天麻

续附表 1-14

正名	处方药名	处方药味应付
天葵子	天葵子	天葵子
甘草	甘草、生草、粉甘草、甜甘草	生甘草
白芍	白芍、白芍片、杭芍、芍药、白芍药	白芍
白及	白及、白及片	白及
白头翁	白头翁、白头翁片	白头翁
白芷	白芷、白芷片、杭白芷、香白芷	白芷
白茄根	白茄根、茄根	白茄根
白茅根	白茅根、茅根	白茅根
白前	白前、南白前、鹅管白前	白前
白薇	白薇、白薇咀	白薇
白蔹	白蔹	白蔹
白药子	白药子	白药子
北沙参	北沙参、辽沙参、东沙参、沙参	北沙参
北豆根片	北豆根、北豆根片、豆根、北山豆根	北豆根
生地榆	生地榆	生地榆
生何首乌	生首乌、生何首乌	生何首乌片
生白术	生白术	生白术
石菖蒲	石菖蒲、菖蒲	石菖蒲
龙胆	龙胆、胆草、龙胆草	龙胆
玄参	玄参、元参、黑元参、乌元参	玄参
乌药	乌药、台乌药、乌药片	乌药
玉竹	玉竹、肥玉竹、明玉竹、萎蕤、葳蕤	玉竹
百部	百部、百部草、百部根	百部
当归	当归、当归片、全当归、川当归、秦当归、西当归	全当归
当归头	当归头、当归头片、归头	当归头
当归身	当归身、归身	当归身
当归尾	当归尾、归尾、归须	当归尾
地黄	地黄、生地、大生地、生地黄、干生地、乾地黄	地黄
红景天	红景天	红景天
芦根	芦根、芦苇跟、苇根、芦根咀	芦根
赤芍	赤芍、赤芍片、京赤芍、赤芍药、山赤芍	赤芍

续附表 1-14

正名	处方药名	处方药味应付
防风	防风、软防风、口防风、北防风、东防风	防风
防己	防己、防己片、汉防己、粉防己	防己
羌活	羌活、羌活片、川羌活、西羌活、川羌	羌活
条黄芩	条黄芩、细黄芩、子芩、条芩	条黄芩
板蓝根	板蓝根	板蓝根
绵马贯众	绵马贯众、贯众、贯仲	绵马贯众
金荞麦	金荞麦	金荞麦
明党参	明党参、明党	明党参
金果榄	金果榄、果榄	金果榄
苦参	苦参、苦参片	苦参
细生地	细生地、小生地	细生地
於术	於术、於潜术、金线於术、於白术、于术	於术
知母	知母、生知母、肥知母、知母肉	知母
泽泻	泽泻、福泽泻、建泽泻、川泽泻	泽泻
穿山龙	穿山龙	穿山龙
重楼	重楼、七叶一枝花、金线重楼、蚤休	重楼
独活	独活、独活片、川独活、香独活	独活
虎杖	虎杖	虎杖
胡黄连	胡黄连、胡连	胡黄连
姜黄	姜黄、姜黄片	姜黄
南沙参	南沙参、空沙参	南沙参
南柴胡	南柴胡、软柴胡、春柴胡、红柴胡	南柴胡
前胡	前胡、信前胡、南前胡	前胡
茜草	茜草、茜草片、红茜草、茜草根	茜草
威灵仙	威灵仙、灵仙	威灵仙
郁金	郁金、郁金片、黄郁金、广郁金、川郁金、温郁金、黑郁金	郁金
萆薢	萆薢、粉萆薢、绵萆薢	粉萆薢或绵萆薢
柴胡	柴胡、北柴胡	柴胡
党参	党参、台党参、潞党参、西党参	党参
高良姜	高良姜、良姜	高良姜
黄芪	黄芪、生黄芪、生芪、黄耆、绵黄芪、口芪、北芪	黄芪

续附表 1–14

正名	处方药名	处方药味应付
红芪	红芪	红芪
黄连	黄连、川黄连、川连、味连、云连、云黄连、雅连、雅黄连	黄连
黄芩	黄芩、枯黄芩	黄芩
桔梗	桔梗、桔梗片、北桔梗、南桔梗、甜桔梗、苦梗、苦桔梗	桔梗
拳参	拳参、紫参	拳参
秦艽	秦艽、秦艽片、左秦艽	秦艽
射干	射干、射干片、肥射干	射干
浙贝母	浙贝母、贝母、象贝母、象贝	浙贝母
常山	常山、常山片、鸡骨常山、黄常山	常山
麻黄根	麻黄根	麻黄根
徐长卿	徐长卿	徐长卿
续断	续断、续断片、川续断、川断	续断
银柴胡	银柴胡	银柴胡
葛根	葛根、粉葛根、粉葛、甘葛	葛根或粉葛
紫菀	紫菀、紫婉茸	紫菀
漏芦	漏芦、祁漏芦	漏芦
藁本	藁本、香藁本	藁本
大血藤	红藤、大血藤	大血藤
川木通	川木通	川木通
木通	木通	木通
天仙藤	天仙藤	天仙藤
石楠藤	石楠藤	石楠藤
灯心草	灯心草、灯心、灯草	灯心草
西河柳	西河柳、山川柳、三春柳、柽柳、赤柽柳、观音柳	西河柳
忍冬藤	忍冬藤、金银藤、金银花藤、双花藤、二花藤	忍冬藤
皂角刺	皂角刺、皂刺、皂刺针	皂角刺
青风藤	青风藤	青风藤
苏木	苏木、苏木镑	苏木
油松节	松节、油松节	油松节
钩藤	钩藤、双钩藤、嫩钩藤	钩藤
桂枝	桂枝、桂枝片、桂枝咀、广桂枝	桂枝咀或片

续附表 1-14

正名	处方药名	处方药味应付
桂枝尖	桂枝尖、嫩桂枝尖	桂枝尖
鸡血藤	鸡血藤、鸡血藤片	鸡血藤
草苁蓉	草苁蓉、列当	草苁蓉
络石藤	络石藤	络石藤
降香	降香、紫降香、酱香镑	降香
首乌藤	首乌藤、夜交藤、何首乌藤	首乌藤
荷梗	荷梗、荷梗咀、老荷梗、荷叶梗	荷梗
海风藤	海风藤	海风藤
通草	通草、白通草、通脱木	通草
桑枝	桑枝、嫩桑枝、童桑枝、东桑枝	桑枝
桑寄生	桑寄生、广寄生、真寄生、寄生	桑寄生
锁阳	锁阳	锁阳
紫苏梗	紫苏梗、苏梗	紫苏梗
槲寄生	槲寄生、柳寄生、北寄生	槲寄生
檀香	檀香镑、白檀香、檀香丁	檀香
大蓟	大蓟	大蓟
小蓟	小蓟	小蓟
小草	小草、远志苗	小草
广金钱草	广金钱草	广金钱草
广藿香	藿香、藿香咀、广藿香	广藿香
广藿香梗	广藿香梗、藿香梗、藿梗	广藿香梗
广藿香叶	广藿香叶、藿香叶	广藿香叶
凤仙透骨草	凤仙透骨草、染指草	凤仙透骨草
木贼	木贼、木贼草、锉草	木贼
马鞭草	马鞭草	马鞭草
水葱	水葱、冲天草	水葱
白花蛇舌草	白花蛇舌草、白花蛇草	白花蛇舌草
白英	白英、白毛藤、蜀羊泉	白英
白屈菜	白屈菜	白屈菜
半边莲	半边莲	半边莲
半枝莲	半枝莲	半枝莲

续附表 1-14

正名	处方药名	处方药味应付
北败酱草	北败酱草、败酱草、苣买菜	北败酱草
车前草	车前草	车前草
石见穿	石见穿	石见穿
石斛	石斛、川石斛、金石斛、金钗石斛	石斛
铁皮石斛	铁皮石斛	铁皮石斛
仙桃草	仙桃草、籼稻草、蚊母草	仙桃草
仙鹤草	仙鹤草	仙鹤草
马齿苋	马齿苋	马齿苋
地锦草	地锦草、卧蛋草	地锦草
北刘寄奴	北刘寄奴、刘寄奴、寄奴、阴行草	北刘寄奴
竹叶柴胡	竹叶柴胡、竹柴胡	竹叶柴胡
如意草	如意草、犁头草	如意草
垂盆草	垂盆草	垂盆草
伸筋草	伸筋草	伸筋草
肿节风	肿节风	肿节风
委陵菜	委陵菜	委陵菜
老鹳草	老鹳草	老鹳草
苦地丁	苦地丁、地丁	苦地丁
金沸草	金佛草、金沸草	金沸草
金钱草	金钱草、对坐草、过路黄	金钱草
金丝草	金丝草、无根草	金丝草
鸡骨草	鸡骨草	鸡骨草
青蒿	青蒿、嫩青蒿	青蒿
佩兰	佩兰、佩兰咀、佩兰叶、省头草	佩兰
细辛	细辛、北细辛、辽细辛	细辛
鱼腥草	鱼腥草、蕺菜	鱼腥草
泽兰	泽兰、泽兰叶	泽兰
荆芥	荆芥、荆芥咀、假苏	荆芥
香薷	香薷、嫩香薷	香薷
臭败酱	臭败酱、墓头回	臭败酱
穿心莲	穿心莲	穿心莲

续附表 1–14

正名	处方药名	处方药味应付
莱菔缨	莱菔缨、莱菔英	莱菔缨
黄蒿	黄蒿、老黄蒿	黄蒿
积雪草	积雪草、落得打	积雪草
倒扣草	倒扣草	倒扣草
益母草	益母草、坤草	益母草
麻黄	麻黄、麻黄咀	麻黄
鸭跖草	鸭跖草	鸭跖草
猫眼草	猫眼草、泽漆	猫眼草
萹蓄	萹蓄、萹蓄草	萹蓄
蛤蟆草	蛤蟆草	蛤蟆草
鹅不食草	鹅不食草	鹅不食草
蒲公英	蒲公英、公英	蒲公英
零陵香	零陵香	零陵香
豨莶草	豨莶草、豨莶	豨莶草
辣廖	辣廖、辣廖草	辣廖
墨旱莲	墨旱莲、旱莲草、鳢肠	墨旱莲
薄荷	薄荷、苏薄荷、南薄荷、鸡苏	薄荷
瞿麦	瞿麦、石竹草	瞿麦
霍石斛	霍石斛	霍石斛
翻白草	翻白草	翻白草
紫花地丁	紫花地丁、紫地丁	紫花地丁
藜芦	藜芦	藜芦
谷精草	谷精草	谷精草
大夫叶	大夫叶、牛蒡叶	大夫叶
石楠叶	石楠叶	石楠叶
枸骨叶	枸骨叶、功劳叶	枸骨叶
苦竹叶	苦竹叶、竹卷心	苦竹叶
荷叶	荷叶、荷叶丝	荷叶丝
荷叶蒂	荷叶蒂、荷蒂	荷叶蒂
淡竹叶	淡竹叶、竹叶	淡竹叶
橘叶	橘叶、南橘叶、青橘叶	橘叶

续附表 1-14

正名	处方药名	处方药味应付
广陈皮	广陈皮、新会皮、广皮	广陈皮
木瓜	木瓜、木瓜片、宣木瓜	木瓜
化橘红	化橘红、毛橘红	化橘红
瓜蒌皮	瓜蒌皮、栝楼皮	瓜蒌皮
瓜蒌	瓜蒌、糖栝楼、栝楼	瓜蒌
丝瓜络	丝瓜络、瓜络	丝瓜络
生枳实	生枳实	生枳实
生山楂	生山楂、生楂片	生山楂
生南楂	生南楂	生南楂
佛手	佛手、佛手片、川佛手、广佛手	佛手
陈皮	陈皮、橘皮	陈皮
香橼	香橼、陈香橼	香橼
槟榔	槟榔、槟榔片、花槟榔、大腹子、海南子	槟榔
橘红	橘红、广橘红	橘红
土荆皮	土荆皮、土槿皮	土荆皮
川槿皮	川槿皮	川槿皮
五加皮	五加皮、南五加皮	五加皮
木槿皮	木槿皮	木槿皮
生杜仲	生杜仲	生杜仲
生桑白皮	生桑白皮、生桑皮	生桑白皮
白鲜皮	白鲜皮、白鲜皮片、北鲜皮、鲜皮	白鲜皮
合欢皮	合欢皮	合欢皮
牡丹皮	牡丹皮、牡丹皮片、粉丹皮、丹皮	牡丹皮
苦楝皮	苦楝皮	苦楝皮
香加皮	香加皮、北五加皮	香加皮
黄柏	黄柏、川黄柏、关黄柏、黄檗、生黄柏、川柏	黄柏
秦皮	秦皮、白蜡树皮	秦皮
海桐皮	海桐皮、刺桐皮	海桐皮
紫荆皮	紫荆皮、荆皮	紫荆皮
水牛角	水牛角、水牛角镑(粉)	水牛角
羚羊角	羚羊角、羚羊角镑(粉)	羚羊角

续附表 1–14

正名	处方药名	处方药味应付
鹿角	鹿角、鹿角片、鹿角镑	鹿角
鹿茸	黄毛鹿茸、鹿茸、鹿茸片、梅花鹿茸	鹿茸
马鹿茸	青毛鹿茸、马鹿茸	马鹿茸
赤茯苓	赤茯苓、赤苓	赤茯苓
灵芝	灵芝	灵芝
昆布	昆布、淡昆布	昆布
茯苓	茯苓、白茯苓、云茯苓、茯苓块、云苓	茯苓
猪苓	猪苓、猪苓片、木猪苓	猪苓
没食子	没食子	没食子
海藻	海藻、淡海藻	海藻

附表 1–15　需去掉非药用部位，付依法加工过的品种

处方全名	处方常用名	处方应付
人参	人参、生晒参、白人参	生晒参
野山人参	野山人参、野山参	野山人参
红参	红人参、红参、红参片	红参
西洋参	西洋参、洋参、花旗参	西洋参
高丽参	高丽参、高丽红参、别直参	高丽参
三七	三七、田七、旱三七、田三七、山漆、参三七	三七
土贝母	土贝母	土贝母
山柰	山柰、香山柰、三柰	山柰
山慈菇	山慈菇、毛慈姑、茅慈姑	山慈菇
甘松	甘松、香甘松	甘松
太子参	太子参、童参、孩儿参	太子参
片姜黄	片姜黄	片姜黄
生姜	生姜、鲜姜	鲜姜
仙茅	仙茅	仙茅
百合	百合、南百合	百合
光慈姑	光慈姑	光慈姑
红药子	红药子	红药子

续附表 1-15

处方全名	处方常用名	处方应付
佛手参	佛手参	佛手参
两头尖	两头尖、竹节香附	两头尖
麦冬	麦门冬、麦冬、寸冬、杭麦冬、川麦冬	麦冬
黄药子	黄药子	黄药子
珠子参	珠子参、珠参、珠儿参	珠子参
猫爪草	猫爪草	猫爪草
萱草根	萱草根	萱草根
紫草	紫草、软紫草	紫草
薤白	薤白、薤白头、南薤白	薤白
藕节	藕节、老藕节	藕节
糯稻根	糯稻根、稻草根、稻根须	糯稻根
竹茹	竹茹、青竹茹、淡竹茹、细竹茹、嫩竹茹、竹二青	竹茹
沉香	沉香	沉香
鬼箭羽	鬼箭羽、卫矛	鬼箭羽
生枇杷叶	生枇杷叶、生杷叶	生枇杷叶
生艾叶	生艾叶	生艾叶
艾绒	艾绒、蕲艾绒、祁艾绒	艾绒（艾叶加工品）
瓦松	瓦松、老瓦松	瓦松
寻骨风	寻骨风、绵毛马兜铃	寻骨风
茵陈	茵陈、绵茵陈、茵陈蒿、绿茵陈	茵陈
浮萍	浮萍、浮萍草、紫背浮萍	浮萍
鹿衔草	鹿衔草、鹿蹄草、鹿含草	鹿衔草
人参叶	人参叶	人参叶
大青叶	大青叶、青叶	大青叶
生侧柏叶	生侧柏叶、生侧柏	生侧柏叶
石韦	石韦、石苇、石苇叶	石韦
芙蓉叶	芙蓉叶	芙蓉叶
罗布麻叶	罗布麻叶、罗布麻	罗布麻叶
卷柏	卷柏	卷柏
苦丁茶	苦丁茶	苦丁茶

续附表 1-15

处方全名	处方常用名	处方应付
桑叶	桑叶、霜桑叶、冬桑叶	桑叶
银杏叶	银杏叶、白果叶	银杏叶
番泻叶	番泻叶	番泻叶
蓼大青叶	蓼大青叶	蓼大青叶
紫苏叶	紫苏叶、苏叶、紫苏	紫苏叶
丁香	丁香、公丁香	丁香
月季花	月季花	月季花
代代花	代代花、玳玳花	代代花
生蒲黄	生蒲黄	生蒲黄
生槐花	生槐花、净槐花	生槐花
生槐米	生槐米	生槐米
凤仙花	凤仙花	凤仙花
西红花	西红花、藏红花、番红花	西红花
合欢花	合欢花、夜合花	合欢花
红花	红花、南红花、草红花、红蓝花	红花
辛夷	辛夷、辛夷花、木笔花、望春花	辛夷
玫瑰花	玫瑰花	玫瑰花
厚朴花	厚朴花、川朴花、朴花	厚朴花
松花粉	松花粉	松花粉
鸡冠花	鸡冠花	鸡冠花
金银花	金银花、忍冬花、银花、双花、二花	金银花
金莲花	金莲花	金莲花
扁豆花	扁豆花	扁豆花
荆芥穗	荆芥穗、芥穗	荆芥穗
荷花	荷花	荷花
凌霄花	凌霄花、紫葳花	凌霄花
夏枯草	夏枯草、枯草	夏枯草
莲须	莲须、莲蕊	莲须
菊花	菊花、白菊花、白菊、杭菊花、滁菊花、甘菊花、黄菊花、黄菊	菊花
梅花	梅花、白梅花、绿萼梅	梅花
密蒙花	密蒙花、蒙花	密蒙花

续附表 1–15

处方全名	处方常用名	处方应付
野菊花	野菊花、野菊	野菊花
旋覆花	旋覆花、覆花、金沸花	旋覆花
葛花	葛花	葛花
款冬花	款冬花、冬花、款花	款冬花
紫梢花	紫梢花	紫梢花
八角茴香	八角茴香、大茴香	八角茴香
刀豆	刀豆、大刀豆、刀豆子	刀豆
川贝母	川贝母、川贝、松贝、尖贝、青贝、炉贝	川贝母
川楝子	川楝子、川楝、金铃子	川楝子
川椒目	川椒目、椒目	川椒目
大风子	大风子	大风子
大皂角	大皂角、大皂荚	大皂角
大腹皮	大腹皮、腹皮	大腹皮
大枣	大枣、红枣	大枣
马蔺子	马蔺子、蠡实	马蔺子
分心木	分心木	分心木
凤眼草	凤眼草	凤眼草
火麻仁	火麻仁、大麻仁、麻仁	火麻仁
水红花子	水红花子	水红花子
木腰子	木腰子	木腰子
木蝴蝶	木蝴蝶、千张纸、玉蝴蝶、洋故纸	木蝴蝶
木鳖子	木鳖子	木鳖子
巨胜子	巨胜子、南巨胜子、南巨胜	巨胜子
白扁豆	白扁豆、净扁豆、扁豆	白扁豆
白扁豆衣	白扁豆衣、扁豆衣	白扁豆衣
白果	白果、银杏	白果
白果仁	白果仁	白果仁
苘麻子	苘麻子、冬葵子	苘麻子
冬瓜皮	冬瓜皮	冬瓜皮
平贝母	平贝母、平贝	平贝母
生芡实	生芡实	生芡实

续附表 1-15

处方全名	处方常用名	处方应付
生酸枣仁	生酸枣仁、生枣仁	生酸枣仁
生南山楂	生南山楂、生南楂	生南山楂
生蔓荆子	生蔓荆子	生蔓荆子
生王不留行	生王不留行、生王不留	生王不留行
生莱子	生莱子、莴苣子、莴苣莱子	生莱子
生薏苡仁	生薏苡仁、生薏苡、生苡仁	生薏苡仁
石莲子	石莲子	石莲子
石莲肉	石莲肉	石莲肉
石榴皮	石榴皮	石榴皮
龙眼肉	龙眼肉、桂圆、桂圆肉	龙眼肉
光明子	光明子、罗勒子	光明子
母丁香	母丁香、鸡舌香	母丁香
亚麻子	亚麻子、胡麻子	亚麻子
玉米须	玉米须、玉蜀黍须	玉米须
乌枣	乌枣、焦枣	乌枣
乌梅	乌梅肉、酸梅肉、乌梅	乌梅
地肤子	地肤子	地肤子
红豆蔻	红豆蔻	红豆蔻
西青果	西青果、藏青果	西青果
西瓜皮	西瓜皮、西瓜衣	西瓜皮
西瓜翠	西瓜翠	西瓜翠
赤小豆	赤小豆、红小豆	赤小豆
赤雹	赤雹	赤雹
豆蔻	豆蔻、紫豆蔻、白豆蔻	豆蔻
豆蔻仁	豆蔻仁、紫豆仁、白蔻仁、寇米	豆蔻仁
诃子	诃子肉、诃子、诃黎勒	诃子肉
连翘	连翘、净连翘、青连翘	连翘
芸苔子	芸苔子、油菜籽	芸苔子
沙苑子	沙苑子、潼蒺藜、沙苑蒺藜	沙苑子
花椒	花椒、蜀椒	花椒
皂角子	皂角子	皂角子

续附表 1-15

处方全名	处方常用名	处方应付
抽葫芦	葫芦、抽葫芦	抽葫芦
苦楝子	苦楝子	苦楝子
金樱子	金樱子、金樱子肉、金樱肉	金樱子肉
使君子	使君子	使君子
使君子仁	使君子仁、使君子肉	使君子仁
急性子	急性子、凤仙花子	急性子
青果	青果、干青果	青果
青椒	青椒、川椒、川青椒	青椒
青葙子	青葙子	青葙子
柏子仁	柏子仁、柏仁	柏子仁
荜茇	荜茇、洋荜茇	荜茇
荜澄茄	荜澄茄	荜澄茄
茺蔚子	茺蔚子、益母草子、三角胡麻	茺蔚子
草豆蔻	草豆蔻、草寇	草豆蔻
砂仁	砂仁、砂米、阳春砂、缩砂	砂仁
砂仁壳	砂仁壳、砂壳	砂仁壳
韭菜子	韭菜子	韭菜子
胡椒	胡椒、白胡椒	胡椒
胖大海	胖大海、大海、蓬大海、安南子	胖大海
柿蒂	柿蒂	柿蒂
南瓜子	南瓜子	南瓜子
桑葚	桑葚、黑桑葚	桑葚
荔枝核	荔枝核	荔枝核
香椿子	香椿子	香椿子
枸杞子	枸杞子、甘枸杞、杞子	枸杞子
郁李仁	郁李仁、李仁	郁李仁
枳椇子	枳椇子	枳椇子
秫米	秫米、北秫米	秫米
娑罗子	娑罗子、梭罗子	娑罗子
浮小麦	浮小麦	浮小麦
核桃仁	核桃仁、胡桃仁	核桃仁

续附表 1-15

处方全名	处方常用名	处方应付
桃仁	桃仁、山桃仁、净桃仁、桃仁泥	桃仁
预知子	预知子、八月札	预知子
绿豆衣	绿豆衣、绿豆皮	绿豆衣
莲子	莲子、莲子肉、莲肉、建莲肉、湖莲肉、湘莲肉	莲子
莲子心	莲子心、连心	莲子心
莲房	莲房、莲蓬	莲房
蛇床子	蛇床子	蛇床子
菟丝子	菟丝子	菟丝子
甜杏仁	甜杏仁、叭哒杏仁	甜杏仁
甜瓜蒂	甜瓜蒂、苦丁香、瓜蒂	甜瓜蒂
甜瓜子	甜瓜子、香瓜子	甜瓜子
鸦胆子	鸦胆子	鸦胆子
猪牙皂	猪牙皂、牙皂、皂角	猪牙皂
葱子	葱子、老葱子	葱子
黑芝麻	黑芝麻、黑脂麻	黑芝麻
黑豆	黑豆	黑豆
楮实子	楮实子、楮实	楮实子
蓖麻子	蓖麻子	蓖麻子
雄黑豆	雄黑豆	雄黑豆
锦灯笼	锦灯笼、灯笼	锦灯笼
葶苈子	葶苈子、甜葶苈、苦葶苈	葶苈子
路路通	路路通	路路通
粳米	粳米	粳米
榧子	榧子、大榧子	榧子
鹤虱	鹤虱、老鹤虱、天名精、天名精子	鹤虱
南鹤虱	南鹤虱	南鹤虱
橘络	橘络	橘络
蕤仁	蕤仁	蕤仁
糠谷老	糠谷老、谷老	糠谷老
覆盆子	覆盆子、复盆子	覆盆子
穞豆衣	穞豆衣、穞豆皮	穞豆衣

续附表 1-15

处方全名	处方常用名	处方应付
穞豆	穞豆、黑穞豆、小穞豆	穞豆
地骨皮	地骨皮、枸杞根皮	地骨皮
地枫皮	地枫、地枫皮、追地枫、钻地枫	地枫皮
肉桂	肉桂、紫油桂、桂心、企边桂、玉桂	肉桂
官桂	官桂、桶官桂	官桂
马宝	马宝	马宝
土鳖虫	土鳖虫、地鳖虫、虫	土鳖虫
九香虫	九香虫	九香虫
凤凰衣	凤凰衣	凤凰衣
牛黄	牛黄、京牛黄、丑宝	牛黄
体外培育牛黄	体外培育牛黄	体外培育牛黄
人工牛黄	人工牛黄	人工牛黄
五倍子	五倍子	五倍子
白海巴	白海巴、海巴、白贝齿	白海巴
石决明	石决明、九孔决明、生石决	石决明
生牡蛎	生牡蛎	生牡蛎
生瓦楞子	生瓦楞子、生瓦楞	生瓦楞子
生蛤壳	生蛤壳	生蛤壳
冬虫夏草	冬虫夏草、冬虫草、虫草	冬虫夏草
地龙	地龙、地龙肉、净地龙、广地龙、苏地龙	地龙
全蝎	全蝎、蝎子、淡全蝎、全虫	全蝎
鱼脑石	鱼枕骨、鱼脑石	鱼脑石
金钱白花蛇	金钱白花蛇	金钱白花蛇
夜明砂	夜明砂	夜明砂
虻虫	虻虫	虻虫
蚕茧	蚕茧、家蚕茧	蚕茧
蚕沙	蚕沙、晚蚕沙、净蚕沙	蚕沙
狗肾	狗肾、黄狗肾、家狗肾、柴狗肾、狗鞭	狗肾
壁虎	壁虎、守宫	壁虎
珍珠	珍珠	珍珠

续附表 1–15

处方全名	处方常用名	处方应付
珍珠母	珍珠母	珍珠母
海马	海马	海马
海龙	海龙	海龙
海狗肾	海狗肾、腽肭脐	海狗肾
海螵蛸	海螵蛸、乌贼骨	海螵蛸
桑螵蛸	桑螵蛸	桑螵蛸
鹿鞭	鹿鞭、鹿肾	鹿鞭
望月砂	望月砂	望月砂
紫草茸	紫草茸	紫草茸
紫贝齿	紫贝齿、贝齿	紫贝齿
蛤蚧	蛤蚧、对蛤蚧	蛤蚧
蜂房	蜂房、露蜂房	蜂房
蜈蚣	蜈蚣	蜈蚣
蜥蜴	马蛇子、麻蛇子、马舌子	蜥蜴
蝉蜕	蝉蜕、蝉衣、虫衣	蝉蜕
熊胆	熊胆	熊胆
蝼蛄	蝼蛄、土狗	蝼蛄
麝香	麝香	麝香
人工麝香	人工麝香	人工麝香
大青盐	大青盐	大青盐
生禹余粮	生禹余粮、生禹粮石	生禹余粮
生白石英	生白石英	生白石英
生龙齿	生龙齿	生龙齿
生龙骨	生龙骨	生龙骨
生硫黄	生硫黄	生硫黄
生紫石英	生紫石英	生紫石英
生磁石	生磁石	生磁石
生赭石	生赭石	生赭石
生阳起石	生阳起石	生阳起石
无名异	无名异、土子	无名异
云母石	云母石、云母	云母石

续附表 1-15

处方全名	处方常用名	处方应付
白硇砂	白硇砂、盐硇砂、岩硇砂	白硇砂
石膏	石膏、生石膏	石膏
玛瑙	玛瑙	玛瑙
胆矾	胆矾、蓝矾	胆矾
琥珀	琥珀	琥珀
滑石块	滑石块	滑石块
滑石粉	滑石粉、滑石	滑石粉
寒水石	寒水石	寒水石
马勃	马勃、马屁勃	马勃
天竺黄	天竺黄、竺黄	天竺黄
伏龙肝	伏龙肝、灶心土	伏龙肝
百草霜	百草霜	百草霜
血竭	血竭、麒麟竭	血竭
芦荟	芦荟	芦荟
阿魏	阿魏、臭阿魏	阿魏
枫香脂	枫香脂、白芸香、白胶香	枫香脂
海金沙	海金沙	海金沙
雷丸	雷丸	雷丸
紫河车	紫河车	紫河车

参考文献

[1]蒋爱品.中药饮片调剂技术[M].北京:中国中医药出版社,2018.
[2]谭德福.中药调剂学[M].北京:中国中医药出版社,2017.
[3]阎萍.中药调剂技术[M].北京:化学工业出版社,2006.
[4]黄欣碧,傅红.中药调剂技术[M].2版.北京:中国医药科技出版社,2017.
[5]人力资源和社会保障部教材办公室.中药调剂员[M].北京:中国劳动社会保障出版社,2017.